●新装版●

カラダの不調が消える

奇跡の「腹巻き健康法」

イシハラクリニック
副院長
石原新菜

ロング新書

目次

第2章 身体が冷えると これだけ危ない！

第3章 腹巻きでお腹を温めれば、こんなに元気

第4章 体を温めて体温を上げれば病気にならない

第6章　知っておきたい臓器の基礎知識

カバー写真／土谷善則

プロローグ――生理が三カ月止まり、生活を改める決意で始めた一日中腹巻き

私は父、石原結實の教えを守らず、研修医の時に生理が完全に止まるまで、好き勝手な生活を送っていました。大学生時代は「筋肉がつくと足が太くなる」という言葉が頭から離れず、もともと運動が好きだったのに、極力運動をしないようにしていました。

ダイエットには水をたくさん飲むことがいいと雑誌に書いてあれば、それを信じてたくさん水を飲んでいましたし、便秘には「硬水がいい」「にがりがいい」と書いてあれば、それらを一生懸命、実践していました。

今考えると、運動をしないで代謝が下がっている状態に、体を冷やす水分を

たくさんとっていたのですから、体が冷えるのは当たり前です。振り返ると、本当に恐ろしい生活をしていたなと思います。

大学生時代は二、三カ月おきにある試験勉強をこなすために、カフェインで目を覚まそうと、一日中体を冷やすコーヒーばかり飲んでいました。

医学部の試験は、ほとんどが暗記の勉強で、しかも量がものすごく多く、前々から勉強を始めても結局、試験直前は一夜漬けの状態となることがほとんどで、二日間寝ないで起きておくためには、コーヒーやら栄養ドリンクやらをたくさん飲んで、眠たい体にムチ打っていました。寝ないこと、ストレスがかかることも体を冷やす原因になります。

もともと便秘ぎみだった私はビールを飲むと下痢になるのをいいことに、試験勉強がない時はビールばかりを飲んでいました。今となっては、ビールは体を冷やす作用があるので、体を冷やす原因となる水（下痢）を出して体を温めようとする本能だったのだと分かります。

私の学生時代は「チビT（小さいTシャツ）」が流行っていて、少しお腹が出るような格好ですので、腹巻きをするなんてとんでもありませんでした。

大げさですが、起きている間はずっと勉強をしていた浪人時代はゆっくりと湯船につかる時間がなかった（と思っていた）ので、入浴はシャワーだけで済ませていました。その習慣のまま大学生生活を送っていましたので、体は冷えきった状態だったと思います。

そんな生活を六年間続けているうちに、私はさまざまな症状に悩まされていました。

便秘（放っておいたらいつでるか分からない）
生理不順（四〇日くらい間隔があく）

ニキビ（巨大なものがたくさん顔中に）
足のむくみ
多汗症（ワキの汗がものすごく多い）
膀胱炎やカンジダ膣炎（決まって試験勉強をしている時〈ストレスで免疫力が落ちる〉）
頭痛
肩こりがひどい（「アンメルツよこよこ」は常に塗っていました）
歯茎からの出血、たまに痔

これだけ症状があれば立派な患者です。
このような症状を治すのが得意な父がいるのにも関わらず、娘の私は父が診る患者さんと同じ状態だったのです。

このような状態で、医師国家試験に合格し、研修医生活が始まりました。

週に三、四回はある当直。

夜一睡もせずに次の日の夜まで働く三六時間勤務が週に三、四回はありました。

もともと不健康な状態で、過酷な研修医生活が始まったので、研修医になって四カ月目で完全に生理が止まってしまいました。

生理が三カ月止まり、さすがにこのままではいけないと、父の教えをしっかり守って、自分の生活を改める決意をしました。

まず、腹巻きを一日中つけることから始めました。さらに腹巻きの上から使い捨てカイロを下腹部に貼ってお腹を温めました。

自分の健康がかかっていましたので、腹巻きを「ばばくさい」などと言っている場合ではありませんでした。

毎日、生姜紅茶をつくって水筒に入れ、勤務先の病院に持って行きました。

お昼は梅干を中に入れた玄米おにぎりを二つ。

夜は家に帰って、生姜入みそ汁、玄米、ひじきを基本にして、魚や豆類を食べました。

朝は人参二本とりんご一個からつくるジュースを毎朝欠かさず飲みました。

運動ができる時は、近くの区営ジムに通ってジョギングを始め、家ではゆっくりと湯船につかって汗をかくようにしました。


その努力の甲斐があって、この生活を始めて三カ月後に生理がやっと再開し、その他悩んでいた症状は完全になくなっていました。

毎日のように私と同じような症状を訴える患者さんの治療に当たっている父が、こんなにも近くにいたのに、私は父の教えと真逆なことをしていたことを後悔し、恥ずかしくも思いました。

やはり、人間崖っぷちに立たされて初めて色々と考えるのだと思います。病気になって初めて、自分の生活習慣を考えなおして改めるのです。困難にぶつからないと、人間は考えない、成長しない、改めないのだと自分自身の体験で納得しています。

生理が止まった時は、このまま不妊症になって将来赤ちゃんを産むのが難しくなるのではないかと、とても不安でしたが、努力の甲斐あって、今では二人の娘の母親です。

学生時代、体を冷やすことばかりをしていました。

今は医師になり、二人の子どもの母親となって、体を温めることの重要性を強く感じます。

ただでさえ、現代人は慢性的な運動不足（筋肉不足）や水分のとりすぎ、陰性食品のとりすぎが原因で体が冷えています。現に三五℃台の人が多いのです。

そして、これから日本の将来を背負っていく子どもたちにも、平熱が三五℃

台と低体温の子どもが増えています。

今は、若くして病気になる人がたくさんいます。二〇代、三〇代の乳がん、卵巣がん、白血病なども珍しくありません。子どもの肥満や糖尿病などの生活習慣病も多くなっています。

「冷えは万病の元！」と言っても過言ではありません。

冷え性の人が増えてきている現代、日本の未来のためにも体を温めることの重要性をみなさんにお伝えできればと思い、この本を書きました。

健康な体があるからこそ、やりたいことができる。勉強や仕事、夢に向かっていくことができる。趣味にも没頭できるのです。

健康な体とは、各臓器が元気に働いてくれている体、免疫力が高い体です。

つまり、血流のよい温かい体が健康な体なのです。

運動や入浴で体を温めることも大切ですが、まずは腹巻きから体を温める健康法を始めてみませんか。きっといい変化を感じることができると思います。

「腹巻き」体験談①（四〇代女性）

腹巻き効果で偏頭痛がなくなり体重が五キロ減った

私は昔から、雨の日や寒い日、台風が近づいて低気圧になる時に決まって、偏頭痛が起こります。偏頭痛が起こると、痛みで何もできなくなり、思考も停止してしまうので、半日は横にならないといけないくらいでした。ひどい偏頭痛の時は吐き気がひどく、吐いてしまうこともあります。

石原先生の診察を受け、偏頭痛の原因は「水毒」、体に溜まった余分な水分だと教えていただきました。雨の日や寒い日は水の排泄が上手くいかず、体に水が溜まってしまうために頭痛が起こるのだと知った時は目からウロコでした。

とにかく体を温めなさいというご指導をいただき、早速、腹巻きを購入して一日中つけてみたところ、腹巻きをつけて二日目から一日に二、三回下痢をするようになりました。

もともと便秘ぎみの私は、めったに下痢をしませんので、とてもびっくりしました。

はじめは、悪いものでも食べたのかと思ったのですが、思い当たる節もなく、とくに他の症状もなかったので様子を見ていたのですが、一週間以上下痢が続くので、石原先生にご相談しましたところ、またなるほど！　と納得させられる回答をいただきました。

腹巻きをしてお腹が温まったので、腸の働きがよくなり腸の中に溜まっていた水分が出ているので、いいこと！　とのことでした。

女性の便秘は溜まった余分な水分で腸が冷やされて動きが悪くなって起こることの方が多いのだそうです。

先生曰く、私は色白でポッチャリしているので、体に水が多い体質とのこと。

確かに身長の割には体重も多く、足もむくみやすいです。腹巻きをしてから、お小水の出もよくなり、体重は五キロも減りました。下痢は一〇日ほどで治まり、便秘ぎみだった体質も改善され、今では毎日お通じがあります。

時々、軽い頭痛がある時がありますが、今までのようなひどい偏頭痛もなくなりました。

水が溜まるとよくないということを今まで知りませんでしたので、先生には本当に感謝しています。

今となっては腹巻きを手放すことができず、一日中しています。

私の場合は、水分のとり過ぎに注意することと、体を温めることをこれからも続けていきたいと思います。

「腹巻き」体験談②（四〇代女性）
生理痛、偏頭痛から解放、夫婦共に風邪もひかず疲れにくくなった

私は二〇代から生理痛、三〇代からは偏頭痛もでるようになり、特に偏頭痛は土日になると発作が起きて、吐き気、嘔吐が止まらず二日間全く外出ができず、酷い時は毎週末、寝込んでいました。

脳神経外科で検査も受けましたが、病名は偏頭痛で鎮痛剤を処方してもらう治療しかありませんでした。生理痛と偏頭痛が重なると、どちらの薬を飲んでも効かず、動けなくなる程の痛みが過ぎるのをじっと待つだけでした。

四年前に初めて伊豆のサナトリウムで、石原結實先生に診察していただいた時に、私が症状を言うまでもなく、冷えと水からくる両方の痛さを言い当

てて下さり、私には漢方薬、一緒に診断を受けた主人は私と同じ冷え体質ということで、腹巻きを薦めてくださいました。

それからは、朝は黒砂糖入り生姜紅茶、外出時には生姜紅茶をポットにいれて持ち歩き、大好きだった緑茶を一年中熱い生姜湯に変え、普段の食事も体を温める陽性食品を主に食べるよう気をつけ、毎年夏には、夫婦で伊豆へ伺うようになりました。

昨年、石原新菜先生に初めてお目にかかり、改めて私も腹巻きを薦められました。なんとなく、女性が腹巻きなんて、ファッション的にも……？　と敬遠していたのですが、同じ女性であり、お肌ピカピカ、ハツラツとした新菜先生が強く薦めてくださったことで、つけてみようと思い実行することができました。

「何かゴロゴロして気になりそう…」と思っていましたが、実際につけてみると、「つけていないとお腹がスースーして気になる」くらいで、自然と馴染み、身体が温まり、手放せなくなりました。何より、それまで続けていた身体を冷やさない生活の効果がぐっと上がったことがわかりました。

生姜と腹巻き、身体の中と外から温めているお陰で生理痛、偏頭痛の痛みが減っただけでなく、夫婦共に夏バテもせず、風邪もひかなくなり、身体が疲れにくくなりました。以前は痛みに耐えるだけの週末を送っていましたが、今はあちこち出かけられるようになりました。

身体を温めることは、男女問わず、いくつになっても大切なことだと、改めて実感しています。本当にありがとうございました。

「腹巻き」体験談③（三〇代女性）
生理不順、便秘が一カ月で解消

私は、三五歳の時に生理が定期的に来なくなり、そのうちに止まってしまいました。何度か婦人科の病院に行きましたが、薬の効果はその時だけ。ウォーキングやサプリメントなどいろいろ試しましたが全く効果なし。そうこうしているうちに一年が経ち、何とかしなければ……と危機感を覚えつつも、何をしてよいか分からず途方にくれていました。

初めてイシハラクリニックを訪れた時、石原新菜先生は、私の症状の理由が、体の冷え・特にお腹の冷えが原因であることを詳しく説明されました。そして、お腹を温め、内臓を温めれば子宮や卵巣の働きもよくなるので、生理は定期的にくるようになりますよ、と言われた時は、本当にストレスが消え、ほっとしたことを覚えています。

徹底的にお腹を温めるということは、毎日、一年中腹巻きをして温かさを保つこと。さらに、私はかなり冷えが強いので、腹巻きの上からお腹とお尻にカイロを貼ることを薦められました。

しかし、この時は、九月の下旬で残暑が厳しいころだったので、カイロはちょっと……と思いましたが、効果はすぐ別の形であらわれました。

実は私は慢性の便秘症でもあったのですが、実行した次の日から便秘がとてもよくなったのです。

しかもこの時は、主人の出張中で、毎日外食。野菜はほとんどとれずに甘いものの食べ過ぎという食生活だったので、いつもの私なら間違いなく便秘だったでしょう。

一カ月ほど経ち、便通がよいことが当たり前になったころに生理が始まりました。これは、お風呂で長めに湯船につかり、汗をたくさんかいて体を温めるというアドバイスを実行したこともあげられます。こうして私の悩みは一カ月ほどで解決されました。

二年経った今でも毎日腹巻きはかかせません。カイロは寒いと感じる時だけ貼っています。週二回岩盤浴に通いウォーキングをする以外は特になにもしていませんが、便秘もなく生活に不満なく過ごしています。

これからも腹巻きは続けていくつもりです。

第1章

日本人の体温がどんどん下がっている

現代人の身体が冷えた原因
その1●現代人は、慢性的運動不足

冷え症はもともと女性に多いのですが、最近では冷え症で悩む男性も増えています。医学辞典では「平熱」とは三六・八九℃±〇・三四℃と書いてあります。つまり、三六・五五℃〜三七・二三℃を平熱といいます。

しかし、診察に来られる患者さんのほとんどが、三五℃台、高い人でも三六・三℃くらいしかありません。やはり現代人の体温は約一℃下がっていることは間違いありません。

現代人が低体温になった原因はいくつかありますが、一番大きく関係しているのは、やはり慢性的な運動不足です。

筋肉は熱を最も多く産生する器官で、体温の四〇％以上を筋肉が産生しています。

安静時の熱産生量は、骨格筋が二二％、肝臓が二〇％、脳が一八％、心臓が一一％ですが、「安静時」とは横になって何もしないでじっとしている時のことをいいますので、仕事や家事で少しでも体を動かせば骨格筋の熱産生量が増えます。

男性は体重の約四五％、女性は体重の約三六％が筋肉になります。

例えば、七〇kgの男性では三一・五kgが筋肉、五〇kgの女性では一八kgが筋肉になります。

よく人体最大の臓器は肝臓だと言いますが、肝臓は体重の約六〇分の一しかありませんので、六〇kgの人でたったの一kgです。

肝臓と筋肉を比較すると、筋肉の割合が圧倒的に多いことが分かります。人体最大の器官は筋肉なのです。

しかも、筋肉は動かせば「意識的」に熱を産生することができるので、運動をすることが冷え性、低体温の解消に最も効果的だと言えます。

現代人の低体温の最大の原因は「運動不足＝筋力不足」です。

日本は戦後、高度経済成長をとげて裕福になりました。

その結果、電車、バス、車などの交通機関が発達し、人々が歩かなくなったこと、掃除機や洗濯機などの家電も普及し、家事が楽になったことが現代人の慢性的な運動不足の原因と考えられます。

昔の人は、遠くまで歩いて買い物に出かけていましたし、井戸の水を何往復もして担いで運んでいました。

洗濯物は洗濯板でゴシゴシと洗っていましたし、掃除はほうきを使い、雑巾掛けをしていました。

昔は力仕事が多かったのですが、今はまさに「電子の時代」で一日中パソコンと向きあう仕事が圧倒的に多くなっています。

また「お受験」などの言葉がありますが、小さい頃から子どもに猛勉強をさせる家庭が増えました。

体が作られる時に運動をしなかった子どもは筋力および体力が少ないですし、その子たちが大人になって運動をしたり、趣味でスポーツを始める可能性は低いのです。

このことは運動部に所属する学生の減少、運動を趣味とする人の減少につながります。

このように現代人の多くは慢性的な運動不足、筋力不足に陥っているのです。団塊の世代には筋肉質の男性が多いのですが、今は「草食系男子」という言葉があるように、筋肉量が少なくひょろっとした男性が増えています。

その2●現代人は陰性食品の食べ過ぎ

五〇年前に比べると、体を冷やす陰性食品である牛乳、コーヒー、オレンジジュースなどの飲み物、バナナ、パイナップル、オレンジ、グレープフルーツ、マンゴーなどの南方産の果物、レタス、キュウリ、トマトなどの生野菜、カレー、酢やバター、マヨネーズなどの陰性の調味料の摂取が増えました。また米やイモ類の摂取量が減って、陰性食品である小麦からできるパンの摂取量が増えました。

昭和三〇年以降に生まれた人は、日本が高度経済成長によって裕福になった時代を生きていますので、家庭でも学校の給食でもこのような食事ばかりではなかったでしょうか。

食事は毎日とるものですので「塵も積もれば山となる」ので、陰性食品のとり過ぎは冷え性・低体温の原因になりますから注意が必要です。

漢方には「体を冷やす食べ物（陰性食品）」と「体を温める食べ物（陽性食品）」という考え方があります。

食べ物の「色」と、とれる「原産地」で考えます。

体を冷やす陰性食品は、「青」、「白」、「緑」などの涼しげな色（寒色）の食べ物、「南でとれる」食べ物です。

白色の食べ物としては「牛乳」、「豆乳」、「豆腐」、「生クリーム」、「白砂糖」、「白パン」、「白米」、「うどん」、「白身の魚」、「脂身の多い肉」、「大根」、「もやし」、「白ワイン」、「マヨネーズ」。

緑色は「レタスなど葉っぱの野菜」、「きゅうり」、「ブロッコリー」、「緑茶」。

青色は「なす」。

また、暑い場所、温かい場所、日本なら静岡より南でとれる食べ物、東南アジア、南米、アフリカの暑い国でとれる食べ物は、体を冷やす作用があります。

コーヒーはエチオピア原産、カレーとトマトはインド原産なので色が濃くても陰性食品になります。

南国で取れるフルーツ、パイナップル、バナナ、オレンジ、みかん、マンゴー、ココナッツ、パッションフルーツなども陰性食品になります。


逆に、体を温める陽性食品は「赤」、「濃いオレンジ」、「茶」、「黒」の温かそうな色（暖色）の食べ物、「北でとれる」食べ物です。

赤色の「赤身の魚」、「魚介類（エビ、カニ、イカ、タコ）」、「赤身の肉」、「赤ワイン」。

濃いオレンジ色の「にんじん」、「かぼちゃ」。

茶色の「そば」、「黒パン」、「玄米」、「紅茶」、「番茶」、「昆布茶」、「黒砂糖」、「和菓子」、「チョコレート」、「ココア」、「ごぼう」、「玉ねぎ」、「味噌」など。

黒色の「ひじき」、「のり」、「海藻類」、「しょうゆ」。

東北地方や寒い国でとれる食べ物は、体を温める作用があるので、さくらんぼ、りんご、ぶどうは陽性食品になります。
白ワインは陰性、赤ワインは陽性、緑茶は陰性、紅茶は陽性、うどんは陰性、そばは陽性、白砂糖は陰性、黒砂糖は陽性というように、同じようなもの、同じようなカロリーでも体に及ぼす作用は、まるっきり正反対なのです。

運動をよくしていて体温が高い人は陰性食品を食べても問題はないのですが、もともと冷え性の人や慢性的な運動不足が原因で低体温になっている人が陰性食品をとり過ぎれば、体はどんどん冷えてしまいます。
冷え性の人、低体温の人は、陽性食品を中心に少々味付けの濃い「東北の味つけ」を心がけるようにすると、冷えを感じることは少なくなります。

私たちは「塩分のとり過ぎはよくない！」と聞かされて育っていますので、濃い味付けをすることが怖いかもしれませんが、よく運動をする、お風呂やサウナでしっかり汗をかく、「出してからとる」を心がければ塩分は怖くありません。

運動をしない、汗をかかない、水分をたくさんとる、そして塩分制限をする方が全体的に見て、よっぽど体によくありません。

漢方的な考え方である陰陽論からすると、陰性体質の人、つまり体が冷えやすい人、体に水が溜まりやすい人は「陰」の状態ですから、体を温める作用のある「陽」の食品である「塩分」をとっていいのです。

アメリカのF・C・バーター博士は「塩分感受性」について面白い論文を書いています。

塩分「一日五g」から「一日一五g」の三倍に増やした食事を与えたところ、血圧が上昇した人は四〇%、血圧が上昇しなかった人が六〇%であったというのです。

塩分を増やして血圧が上がった人は塩分に対する感受性が高い人、逆に、塩分を増やしても血圧が上昇しなかった人は塩分に対する感受性が低い人と分けたのです。

面白いことに、この実験に参加した黒人の七〇%が塩分感受性が高く、白人は五〇%でした。

これは漢方の陰陽論で説明できます。

漢方では、色黒で筋肉質の人は「陽性体質」、色白でぽっちゃりしている人は「陰性体質」と分けて考えます。

陽性体質の人は、筋肉質なので代謝が高く体温が高い傾向にあり「暑がり」の人が多いのですが、陰性体質の人は筋肉が少ないので、代謝は低く、体に水を溜めやすく、体温も低い傾向にあり「冷え性」の人が多いのです。

陽性体質の人はもともと体が温かいので、体を温める陽性食品である塩分をとると血圧が上がってしまいますが、陰性体質の人は冷え性の人が多いので、体を温める塩分をとっても血圧は上がらないのです。

黒人すべてが陽性体質、白人すべてが陰性体質であるとは個人個人の筋肉量や生活習慣なども関係しますので言えませんが、黒人は体が温かい傾向にあり、塩分感受性が高い人が多く、白人は体が冷えやすい傾向にあり、塩分感受性が低い人が多いと、漢方の陰陽論で説明できるのです。

このことから、冷え性、低体温、寒がりの陰性体質の人は、体を温める陽性食品である塩分をとっても血圧が上がる心配はないということです。

陰性体質の人は陽性の食べものを食べてちょうどいいのです。

塩分は化学塩ではなく、ミネラルをたくさん含んだ海の塩や岩塩などの「自然の塩」でとることをお勧めします。

その3●現代人は水分のとり過ぎ

水分のとり過ぎも「冷え」「低体温」の原因になります。とった水分と同じ量が体から排泄されるのなら、問題はないのですが、体から排泄されなければ、体のどこかに溜まってしまっていることになります。「冷却水」という言葉があるように、水には体を冷やす作用があります。余分な水分が体に溜まれば、ずっと濡れた水着を着ているのと同じで、水分によって体は冷やされるのです。

体が冷えると、全身の血行が悪くなって水分代謝を含む全身の代謝が悪くなり、腎血流が悪くなれば尿排泄が減り、体に余分な水分が溜まります。水が溜まると、さらに冷えるという悪循環を引き起こします。水は、体を冷やす冷却水となることを覚えておいてください。

とくに最近は水をたくさん飲むように指導されますが、ただでさえ現代人は慢性的な運動不足に加え、夏でも冷房の効いた環境で生活して汗をかきません。体の血流が悪く、代謝が低い状態なのに水分ばかりをとることは、体を冷やし、さまざまな不調、病気の原因につながるのです。

これを漢方では「水毒」といって「水に毒される」と考えるのです。

水毒の症状はたくさんあります。

肩こり、頭痛、めまい、耳鳴り、ふわーっとした感じ、外を見るとまぶしい、不安、不眠など、いわゆる「不定愁訴《ふていしゅうそ》」と言われる症状は水毒が原因であることが多いのです。

また体に溜まった余分な水は重力によって、下半身に集まってきますので、下腹ぽっこり、上半身に比べて下半身が太い、足のむくみ、水太りの原因になるのです。

このような状態になると、下半身が「水にどっぷり浸かった状態」ですので、下半身が冷え、下半身の血流が悪くなります。

そうなると、下半身に存在する子宮・卵巣、腎臓・膀胱の働きが低下して、生理痛、生理不順、子宮筋腫、卵巣のう腫、不妊症、更年期障害、膀胱炎、頻尿・乏尿など尿の異常を引き起こす原因になります。

とくに女性は男性に比べると、筋肉量が少なく体温が低い、代謝が低い傾向にあるので「冷えやすい」体質だということができます。

もともと冷えやすい女性が、運動もせず、汗もかかないのに、水分ばかりをとると、体に余分な水分が溜まってしまいます。

「水分は体を冷やす」ということを忘れないでください。

水分はよく運動をしてから飲む、よく汗をかいてから飲むように心がければ飲みすぎて余分な水が体に溜まることを防ぐことができます。

そして、水分をとるならば、体を温める「陽性」の飲み物、とくに利尿作用のある紅茶をお勧めします。そこに体を温め、代謝を上げる生姜を入れるとなお、よいでしょう。

その4●現代人は塩分制限のし過ぎ

体を冷やすもう一つの大きな原因が「塩分制限」です。

一九六〇年頃から全国で「減塩運動」が始まりました。

減塩運動の始まりは、塩分のとり過ぎが高血圧の原因になり、それによって脳出血で亡くなる人が増えるということでした。

五〇年にもわたる減塩運動で、確かに脳出血で亡くなる人は減りましたが、その代り、脳の血管が詰まってしまう脳梗塞で亡くなる人が増えています。

そして、高血圧の患者さんは減るどころか右肩上がりに増え続け、今では六〜七〇〇〇万人が高血圧だと言われています。

減塩運動を始めて半世紀、こんなにも高血圧の人が増え続けている原因は

「塩分過剰」ではなく、むしろ現代人の「運動不足」が関係しているのではないでしょうか。

運動によって筋肉を動かすと筋肉中の毛細血管の数が増えます。

とくに下半身の筋肉をつけることによって、下半身の毛細血管が増えれば、流れる血液の量が増えるので、上半身に上がっていた血液は、下（下半身）に降りて血圧が下がります。

筋肉には血液をプールする（留めておく）役目があるからです。

下半身の筋肉でとくに大きい筋肉は、おしりの筋肉（大臀筋）と太ももの筋肉（大腿四頭筋）です。つまり、よく歩いたり、よく走ったり、スクワットなどの筋肉運動をしている人は大臀筋や大腿四頭筋が発達していますが、運動をしない人は大臀筋や大腿四頭筋が発達しておらず、足が細く、おしりが削げ落ちている状態です。

このように下半身の筋肉が少ない人は高血圧になりやすいのです。

足が細くて、おしりが小さくて「かっこいい」のは見た目だけであって、実は健康的ではないのです（筋肉がしっかりついていて、足が細い、おしりが小さいのは見た目も健康度もいいのですが）。

私たち人間は「頭寒足熱」の状態、下半身に存在する血液が多くて上半身に少ない状態が一番健康だと言われています。

現代人は慢性的な運動不足、とくに下半身の筋力不足によって、本来ならば下半身に存在する血液が上半身に存在している状態ですので、頭寒足熱の反対、「頭熱足寒」の状態にあります。

上半身に血液が多くなれば、上腕で測る血圧が高くなるのです。

つまり、血圧を下げるには、よく下半身の運動をして下半身の筋肉に血液をプールさせる（保持させる）ことです。

四〇歳、五〇歳になると、足やおしりの筋肉が削げ落ちてきます。大体、その頃に高血圧になる人が多くなるのも納得できます。

陽性食品である「塩」は体を温める作用があります。

昔、暖房器具が十分になかった東北地方の人たちは、味付けを濃くして寒さから身を守っていたのは、塩分が体を温めることを長年の経験で分かっていたのです。

もしも暖房器具が十分になかった東北地方の人たちが薄味にしていたら、体が冷えて脳出血で亡くなるよりもはるかに早く、肺炎やリウマチなど「冷えの病気」で亡くなっていたかもしれません。

二〇一一年の二月から「減塩マーク」がついた食品が売りだされるようになりました。

健康のために薄味を心がけている人が多いのですが、運動もせず、水分をたくさんとり、塩分を控えるよりも、運動をして汗をかいて、塩分などを気にせずに食事をする方がよほど健康的だと思います。

東洋医学では世の中の物体、物事をすべて陰・陽に分けて考えます。

○陰のイメージは、暗い、寒い、湿気、冷たい……

○陰に属するものは、月、夜、冬、地、影、水、女、植物……

○陽のイメージは、明るい、暑い、乾燥、温かい……

○陽に属するものは、太陽、昼、夏、天、光、男……

東洋医学は陰と陽のバランスがとれた状態が一番よいという考え方なので、冷えやすい陰性体質の人は体を温める陽性食品を食べるとよい、逆に体が温かい陽性体質の人は体を冷やす陰性食品を食べるとよい、というのです。

冷え性の「陰性体質」の人が増えている現代、体を温める陽性食品の「塩」をしっかりとる必要があるのです。

現代人は慢性的な運動不足に加え、水分をとり過ぎてただでさえ冷えていく状態なのに、さらに減塩のしすぎが加わって、冷え性、低体温の人がどんどん増え、冷えが原因の病気もどんどん増えている現状に納得できます。

その5●過度のストレスに生きる現代人

仕事や勉強が忙しい、職場の人間関係、友人や家族の心配などさまざまな精神的なストレスは誰にでもあると思います。

体を動かさないで一日中パソコンと向きあって仕事をするというのも、体にとってはストレスが溜まります。

ストレスや不眠があると交感神経が緊張した状態になって、副腎からアドレナリンというホルモンが分泌されます。

アドレナリンは「戦いのホルモン」といい、アドレナリンが分泌されると、血圧が上がり、脈拍が速くなり、瞳孔が開きます。また血糖値も上がります。

慢性的なストレスは、高血圧、糖尿病の原因にもなるのです。


よく大勢の人の前で発表をする時に、あまりの緊張で、手が冷たくなり、手に汗をかいたり、手が震えたり、心臓がバクバクして、口が乾いたりします。

これが交感神経優位の状態です。

アドレナリンは全身の血管を縮ませるので、体は冷えます。

また腎血流が減って、作られる尿も少なくなり、体調のいい時に比べると体の中に水分が溜まってしまう傾向になります。

ストレスや疲れが溜まったり、寝不足になると、体がむくみますが、これは尿排泄が上手くいっていないからです。

よく耳鳴りはストレスが原因だといいますが、耳鳴りは漢方でいうと「水毒」が原因ですので、ストレスによって尿排泄が上手くいかず、体に余分な水が溜まって耳鳴りになると説明ができます。

交感神経が優位になれば、全身の血行が悪くなり、また尿排泄が減って、体に余分な水分が溜まります。

ストレスも立派な体を冷やす原因なのです。

化学薬品、化学調味料、食品添加物など人工的なものは自然界になかったものですから、体が異物として反応して交感神経を刺激する原因になるので、これらのとり過ぎも体を冷やす原因になります。

患者さんの中には、何種類もの降圧剤を飲んでいたにも関わらず、血圧が全く下がらないので、降圧剤を含めて化学薬品を飲むことをやめた途端に血圧が下がったという方がおられます。

これは化学薬品に対して体が反応し、交感神経を働かせていたために血圧が下がらなかったのです。

ちなみにストレスのバカ食いは、体がリラックスするための反応です。

胃腸はリラックスの神経、副交感神経によって働きます。ストレスがかかると、ストレスに打ち勝つために体は戦闘モードになろうと、交感神経優位の状態になります。

交感神経優位になると、全身の血管が縮み、血圧が上がり、心拍数が上がり、緊張状態になります。この状態が長く続くと、体は疲れてしまうので、なんとかリラックスモードに切り替えたいのです。

食べることによって、胃腸が動き出し、副交感神経優位の状態になります。ストレスがかかると、「食べたい」と思うのは体の本能的なストレス解消法なのです。

ただし、食べ過ぎると体の老廃物が増えて血液が汚れる瘀血《おけつ》の原因になりますし、肥満や生活習慣病の原因になるので、食べ過ぎるのもよくありません。

食べ過ぎて、胃腸に血液が集まると全身を回る血液が減るので、食べ過ぎも体を冷やす原因にもなります。

ストレスがかかっているなと感じたら、自らリラックスの神経、副交感神経優位の状態にもっていけばよいのです。

そのためには、

①好きなことをする（読書、映画鑑賞、アロマをたく）

②ゆっくりとお風呂に入る

③ゆったりとした運動をする

④歌を歌う

⑤寝る（横になって目を瞑《つぶ》るだけでも脳からα波がでてリラックスできる）

⑥腹式呼吸（息を吸う時は交感神経が働き、息を吐く時は副交感神経が働きますので、息を長く吐くことを心がけて、何回かくりかえすとリラックスできる）

など自分のリラックス法を知っておくとよいと思います。

その6●現代人のシャワーだけ習慣

また最近では湯船につからずシャワーだけで済ませる人が多いですが、シャワーは湯船につかった時とは違って、温熱効果が少ないので体の芯から温まりません。

シャワーだけですませる長年の習慣は、体を冷やす原因になります。

湯船につかると、水圧によりリンパ管や血管が圧迫され、血液の流れ、リンパの流れをよくしますので、尿排泄を促し、むくみの改善につながります。

また湯船につかって、体が温まると、皮膚洗浄の効果が高まり、美容にもつながります。

また肌の血行がよくなると、皮脂腺から皮脂が分泌されて皮脂膜を作り、うるおいを与えてくれます。

体を温めることは、白血球の働きをよくしたり、血液をサラサラにしたりしますので、病気の予防効果も得られます。シャワーだけで入浴を済ませる習慣は病気の原因、血液ドロドロの原因にもなっているのです。

その7●冷房という現代生活習慣

私たちは、夏は一日中冷房の効いた環境の中で生活しています。

一日中冷房の効いた部屋で過ごしているのに、暑い外に出て移動をするので、できるだけ涼しい格好をしています。

とくに女性は素足にサンダル、ミニスカートや風通しの良いワンピースなど体を冷やす服装をする人が多いです。

そして、夏は冷房がなかった時代によく食べていた「体を冷やす食べ物」を習慣的に多くとってしまっています。

例えば、麦茶、ビール、そうめん、冷麦、酢の物、キュウリ、冷やしトマト、スイカ、かき氷などの「陰性食品」を食べています。

冷房の環境に一日中いるにも関わらず、熱中症対策に水分をたくさんとり、昔の習慣のまま、夏には体を冷やす食品を多く食べてしまっているのです。

現代人は、夏こそ体が冷える！　と言っても過言ではありません。

夏こそ「体を温める」ことに意識を向けることが大切です。

夏に「鍋」を食べましょうとは言いませんが、せめて夏をイメージさせる食べ物を控えるといいと思います。

また冷房の効いた場所では、体を温めることを忘れずにしましょう。

仕事中は一枚上着を羽織る、靴下をはく、膝かけをする、腹巻きをする。

できるだけ体を温める陽性食品をとる、水分のとり過ぎに注意して、飲むならば体を温めて利尿作用のある紅茶（冷たいのでもよい）を飲むようにしましょう。

第2章

身体が冷えると
これだけ危ない！

身体が冷えると内臓も心も危なくなる理由！
その1●基礎代謝が下がる――太りやすい、高血糖、高脂血症になりやすい

体が冷えると、体温を逃がさないために全身の血管が縮むので血流が悪くなります。

血流が悪くなると、体の隅々の細胞に糖分や脂肪などのエネルギー源、酸素、栄養素、白血球、免疫物質などが十分に運ばれなくなり、老廃物の除去もスムーズに行われなくなって、細胞のさまざまな代謝が悪くなります。

また血流の悪い場所は、冷えているので酵素（酵素は三七℃くらいで一番よく働く）の働きも落ちてしまいます。

つまり、体が冷えると基礎代謝が下がるのです。

基礎代謝が下がると、細胞内で燃やされなかった糖分や脂肪などが体に蓄積

されるので太りやすくなります。

また燃え残りが血液中に残るので、高血糖、高脂血症になります。

患者さんは「私は暴飲暴食をしないのになぜ糖尿病なの？」「なぜコレステロールや中性脂肪が高いの？」と言う方がたくさんいます。

暴飲暴食をしなくても体が冷えていて基礎代謝が下がっていれば、十分に糖や脂肪を燃やすことができず血液中に残ってしまうのです。


体温が三五・五℃の人と三六・五℃の人では基礎代謝が約一二％も違いますから、二人が同じ物を食べて、同じ生活をしても体温の低い人の方が太りやすいということになります。

基礎代謝が高い人は、何もしなくても勝手にどんどんエネルギー源を燃やしてエネルギーに変えてしまうので、食べても太りにくい、ダイエットをすると痩せやすいということになります。

体を温めて血流をよくし、基礎代謝を上げることが肥満予防、糖尿病予防、高脂血症予防に大切です。

基礎代謝を上げる最も有効な方法は筋肉運動です。

筋肉細胞には基礎代謝に関わる最も重要なミトコンドリアがたくさん含まれていて、筋肉を使うことによってミトコンドリアの働きが増すためです。

基礎代謝が下がると、糖分や脂質の代謝が落ちるだけではなく、体内の水分代謝も悪くなりますので、体に水を溜めやすくなります。

余分な水分が体に溜まれば、体は冷えます。

その2●余分な水分が溜まる――コリ、痛み、アレルギー、生理痛、血栓

体が冷えると、体温を逃がさないために全身の血管が縮むので血流が悪くなります。

血流が悪くなると、基礎代謝が下がり体の水分代謝も悪くなるので、体に水

分が溜まりやすくなります。

余分な水分が体に溜まれば漢方でいう「水毒」という状態になります。水毒とは水に毒される状態で、水を飲め！　飲め！　という西洋医学にはない概念です。


同じ量の水分をとっても体が冷えている人（低体温の人）、体が温かい人（体温が高い人）とでは体で使われる水分（水代謝）量は違ってきます。

低体温の人は水が溜まりやすくなりますし、冷えると腎血流も低下するので尿排泄が低下し、体に余分な水分が溜りやすくなります。

「冷却水」という言葉があるように、体に余分な水分が溜まれば、その水分によって体は冷やされ、さらに余分な水分が溜まるという悪循環を引き起こします。

水は生きていくために必要不可欠なものですが、植物に水をやりすぎると根腐れを起こすように、体の中にあり過ぎてもよくないという考えが「水毒」です。

「水毒」の症状はたくさんあります。

肩こり、頭痛、頭重、めまい、耳鳴り、耳閉感、ふわーっとした感じ、動悸、息苦しい、外を見るとまぶしい、不安、不眠などです。

これらは不定愁訴と呼ばれ、西洋医学でいろいろな検査をしても異常が見つからず、結局「自律神経失調症」や「更年期障害」などという病名をつけられ、心療内科や精神科などを紹介されてしまいます。

しかし、これらの不定愁訴は「水毒」が原因であることが多いのです。

余分な水分が溜まって血流が悪くなると、コリや痛みの原因になるので、肩コリ、頭痛、腰痛、膝の痛み、生理痛などを引き起こします。

余分な水分は体のあらゆる袋、くぼみ、皮下に溜まりますので、胃の症状（胃痛、食欲不振、げっぷ、吐き気など）、腸の症状（下痢、便秘、ガスが溜まるなど）、耳の症状（めまい、耳鳴り、耳閉感、ふわーっとした感じなど）、鼻の症状（慢性鼻炎など）、皮下に溜まれば（アトピー性皮膚炎、湿疹、じんま疹、水疱など）、漢方では「水毒」であると判断する「アレルギー性疾患」（鼻炎、結膜炎、気管支喘息、アトピー性皮膚炎など）を引き起こすのです。

水毒は「水分のとり過ぎ」と「水分の排泄低下」によって起こります。

余分な水分が溜まれば、近くにある臓器はその水分によって冷やされ、働きが低下します。

とくに女性は、溜まった余分な水分が重力によって下半身に溜まりやすい状態になります。女性は下半身が水につかった状態になりやすいと考えていいでしょう。

下半身にある子宮・卵巣、膀胱、腎臓の働きが低下するので、生理痛、生理不順、子宮筋腫、卵巣のう腫、不妊症、更年期障害、膀胱炎、水太り、むくみの原因になります。

ほとんどの女性は陰性体質なので、どうしても体の中に水を溜め込みやすくなります。だからこそ、女性は水分を「とる」ことよりも「出す」ことを意識しないといけません。

運動もしない、汗もかかないのに、やたらと水分をとるのは危険なのです。

【水毒になりやすい人】

○普段から水分をたくさんとっている人
○体温が低い人（とり過ぎていなくても代謝、排泄が悪い）
○色白の人（生まれつき体に水が溜まりやすい）
○筋肉が少ない（代謝が悪い）

【体に水が溜まっている状態】

○水太り
○二重あご

○下腹ぽっこり
○下半身のむくみ
○胃下垂
○唾液が多い
○食が細く、胃の中の水の音がぽちゃぽちゃ聞こえる
○汗が多い（寝汗を含む）
○頻尿・乏尿などがある

これらのうち、一つでも該当するものがあれば、水毒予備軍です。

水分のとり過ぎは体を冷やすので、汗を出してからとることを心がけると、余分な水分は体にたまりにくくなります。

運動やお風呂、サウナ、岩盤浴など、どんな方法でもいいので汗をかくこと、そして汗をかいたからといって、水分をガブガブ飲まないで「喉が乾いた

ら乾いた分だけ飲む」というように自分の体の声（本能）に耳を傾けることが大切です。

私も体に水がたまりやすい体質なので、よくサウナに入って余分な水分をだすのですが、サウナに一〇分入ることを三回やって滝のように汗をかいたにもかかわらず、全くのどが乾かない時があります。こんなにも汗をかいたのに、のどが乾かないなんて変だなと思いましたが、体にたまった余分な水分を体が使ってくれたから、のどが乾かないのです。

「一日にどれだけ水分をとったらよいか」とよく質問を受けますが、それは自分の体しか知らないことです。

人によって体温や運動量、基礎代謝量が違いますし、体調もその日によって違います。気温や湿度もその日によって違います。

一日に必要とする水分は人それぞれ、その日によって違ってきます。それは私たちの体のみが知っているのです。

それを一日に二リットル水分をとらなければならないと思って、喉が乾いていないのに飲むことは本能に反することであり、自分の本当の体の声がわからなくなってしまいます。

腎臓が血液中の水分量を一定に保つ働きをしますので、体に水分が足りなくなってきたら、尿の量が減ってきます。喉が乾いてからで十分、間に合うようになっているのです。

血液サラサラ、血栓予防のためには、水分をたくさんとりなさい！　と、まるでドブ川に大量の水を注げばなんとなくサラサラするようなイメージで言いますが、血液中の水分量は一定に保つように腎臓が調節していますので、飲んだら飲んだ分だけ血液中に入るわけではありません。

水をたくさん飲んでも尿として捨てられますし、上手く尿として排泄できない人は、むくみなどになって体の中に溜まってしまいます。

余分な水が皮下や体の袋、くぼみになっている部分に溜まって、不快な症状を引き起こすのが「水毒」なのです。

冷えると血栓ができやすくなる

また水をたくさん飲んでも、赤血球や血小板、コレステロール、タンパク質などでベトベトくっつき合っている血栓を溶かすことはできないですし、血栓は腎臓の糸球体（細かい血管の集まり）からは濾過されて尿中に排泄されないのです。


血栓を溶かすのは、血管の内側の細胞から出るプラスミンという酵素です。そして、プラスミンの働きをよくするのがウロキナーゼという酵素です。

理科の実験を思い出してください。酵素は三七℃付近で一番よく働きます。つまり体が温かい人の方が血栓ができにくいですし、逆に水分をとり過ぎて体が冷えれば酵素の働きは落ちてしまいますので、血栓ができやすくなるのです。

血栓を防ぐためには、まず体を温めて「血液をサラサラにする酵素」の働きをよくすることが大切です。

その他には、生姜をしっかりとること。生姜には血小板の凝集を弱める作用があり、アスピリンの八割程の効果があるといわれます。

また納豆には血栓を溶かすウロキナーゼと同じ働きをするナットウキナーゼが含まれていますし、魚介類にはタウリンという胆汁の流れをよくする物質が豊富に含まれていて、血液中のコレステロールを低下させる働きがあります。

運動や入浴、腹巻きで体を温めること、生姜、納豆、魚介類をしっかり食べる方が、水分をとることよりも、よっぽど血栓予防に効果的です。

その3●冷えると瘀血《おけつ》を招く――静脈瘤、出血、湿疹、子宮筋腫、口臭

体が冷えると「水毒」の状態だけでは終わりません。

体に余分な水分が溜まれば体は冷えるので、常に濡れた水着を着ているのと同じ状態なので、全身の血行が悪くなり「瘀血」の状態を引き起こします。

瘀血とは血行が悪いために血液が汚れる状態です。

全身の血液の流れが滞ると、体でできた老廃物の処理ができなくなるので、血液が汚れます。

サラサラ流れる小川の水はキレイですが、その小川もせき止めてしまえば、たちまちドブ川になってしまいます。

「瘀血」は「汚血」と書くこともできます。

瘀血の症状には次のようなものがあります。

顔が赤い（赤ら顔）、目の下のクマ、歯茎が茶色、舌の裏の静脈が赤紫に怒張している、手のひらが赤い、アザができやすい、静脈瘤、あらゆる出血（歯茎からの出血、鼻血、喀血、吐血、下血、血尿、生理過多、不正出血など）イボ痔、切れ痔、生理痛、子宮筋腫など。

また血流の悪い場所にはコリや痛みが生じますので、肩こり、頭痛、生理痛、腰痛、神経痛なども瘀血の症状です。

「瘀血」は血液が汚れている「汚血」の状態ですから、血液をキレイにする反応としてニキビ、吹き出物、湿疹などの発疹ができます。

また吐く息が臭い口臭も血液が汚れている証拠です。水に溶けない老廃物は肺から呼気中に捨てられるからです。

瘀血は血液の流れが悪くなって血液が滞っている状態です。

血液が渋滞している状態なので毛細血管が広がってしまい、顔や手のひらが赤く見えたり、目の下にクマができたり、静脈瘤ができたり、歯茎や唇、舌の裏が茶色や赤紫色に見えるのです。

血液が毛細血管内に渋滞しているところをぶつけると、パンパンになっている毛細血管は簡単に破れるので出血してしまいます。これが内出血（アザ）なのです。覚えのないあざができやすい人は瘀血の状態にあります。

また体は汚い血液を捨てて血液をキレイにしようとするので、あらゆる出血が起こります。

漢方では「万病一元、血液の汚れから生ず」という考え方があります。どんな病気も血液が汚れているから起こるという考え方です。

瘀血の症状があれば、血液が汚れている証拠！

さまざまな病気は瘀血から起こるので、「未病」の段階で瘀血を改善することが大切です。

未病の段階で気づき、瘀血の状態を改善するためには、
①食べ過ぎない
②運動をする
③ストレスをなくす
④冷えを解消する
⑤水分を取り過ぎない

女性の瘀血の大部分は「冷え」が原因です。

冷えを解消するためには、運動をする、とくに筋肉運動をして筋肉量を増やすことが体温アップにつながります。

またお風呂やサウナ、岩盤浴で体の芯から温まり、汗をかくことも大切です。

それからできるだけ陽性食品、とくに生姜は体を温めますので、どんなお料理にも入れて生姜三昧の食事をとるようにすると体が温まり、冷えを解消できます。

それから最も簡単にできる体温め法は腹巻きです。

血流の多いお腹を温めれば、全身がポカポカしてきます。

漢方の陰陽論で言うと、ほとんどの女性が陰性体質です。女性は男性に比べて筋肉量が少ないので、代謝が低く、低体温、低血圧になりやすく、体に水が溜まりやすい体質の人が多いのです。

女性はどうしても冷えやすいので、常に体を温めることを意識しなければいけません。

水分を溜めやすいので、水分はとることよりも出すことを意識して、運動をする、汗をかく、生姜紅茶でお小水を出す、「出してからとる」を基本にすることが大切です。

そして、水分をとるならば、体を温めて利尿作用のある生姜紅茶がおすすめです。

その4●冷えると臓器の働きが落ちる

冷えて全身の血流が悪くなると細胞や臓器の働きが落ちてしまいます。酸素、栄養素、白血球、免疫物質は血液によって運ばれ、細胞が代謝した老廃物、毒素は血液によって運び出されるので、血流の悪い所には必要なものが運ばれず不要なものが取り除かれないので、細胞や臓器は本来の働きができなくなってしまいます。

以下の症状は、それぞれの臓器の働きが低下したために起こります。

【生理不順、不妊症】

とくに女性はお腹が冷えると卵巣や子宮の血液の流れが悪くなるので、卵巣や子宮の働きが落ちてしまいます。

子宮・卵巣の働きが落ちると、エストロゲン、プロゲステロンなどのホルモン分泌が悪くなり生理痛、生理不順、不妊症の原因になったり、赤ちゃんを子宮の中にとどめておけず流産の原因になったりします。

【便秘】

またお腹が冷えていると、腸の働きも悪くなるので便秘の原因になります。よく「一日に水を二リットル飲んで便秘解消」と言いますが、女性の便秘の多くは、お腹が冷えているために起こっているので、大量に水を飲んでも便秘は解消されません。

飲んだ水でさらに腸を冷やし腸の動きがさらに悪くなって、便秘を悪化させてしまいます。

水を大量に飲んでも便秘が解消されなかった人は大勢いると思いますが、そのような人は腸が冷えているために起こっている便秘なので、水を大量に飲まないでむしろ、お腹を温めて腸の動きをよくすることが大切です。

腹巻きをしてその上からホッカイロを貼ってみてください。腸の動きがよくなって便秘は解消されるはずです。

私が診察した患者さんで、腹巻きの上にホッカイロを貼ったら、長年悩んでいた頑固な便秘が改善したと言って喜んでいた女性がおられました。温めて各臓器の血流をよくすれば、各臓器の本来の働きを戻すことができるのです。

お腹の中にほとんどの臓器が入っていることを考えてみても、お腹を冷さない、常に温めることがそれぞれの臓器の健康にいかに大切か分かります。

【乾燥肌、しみ、そばかす】

老廃物の約七〇％が便中に排泄されるため、便秘をすることは、体の中に老廃物を溜め込んでいることと同じことです。

便秘が続くと体から老廃物を捨てることができないので、ニキビや吹き出物として老廃物が肌に排泄されます。
お腹が冷え、腸の動きが悪くなると、肌にも影響がでるのでお腹を温めることは美肌づくりのためにも大切なのです。

また体が冷えて皮膚の血流が悪くなると、皮膚のすみずみの細胞に必要な栄養素などが届かないので皮膚が乾燥したり、しもやけやあかぎれの原因になったりします。
また皮膚の血流が悪くて、皮膚の細胞で代謝されて不要になった物質が血液に取り込まれないで残ってしまえば、しみ、そばかすなど色素沈着の原因になります。

「肌の乾燥を防ぐために水分をたくさんとりましょう！」というフレーズをよく聞きますが、これも間違いです。ただ水を飲めばいいという考えが間違っているのです。

乾燥肌の人がいくら水を飲んでも乾燥肌が改善されないのは、水を飲んでも細胞の中に水が取り込まれないからなのです。

細胞の中に水が取り込まれなければ、プルプルなお肌にならないばかりか、とり過ぎた水で体を冷やし、さらに血流を悪くして乾燥肌を悪化させるだけです。

そして、どんなに高い化粧水やクリームを使っても、それが細胞の中に取り込まれなければ、なんの意味もないのです。

しみ、そばかす、しわのない、プルプルなお肌を手に入れるためには、体を温めて全身の血流をよくすることです。

皮膚の細胞にキレイな血液が行き届いて、代謝がさかんな元気な細胞を育てることが一番大切です。

そして細胞の中に入っていった水分を逃さない「保水力」を保つためには「ムチン」という成分を含むネバネバ食品を毎日食べることです。

ムチンを多く含む食材は、納豆、ヤマイモ、なめこ、おくら、もずくなどです。

【むくみ】

腎臓の血流が悪くなると、つくられる尿量が少なくなります。そうなると本来排泄されるはずの水分が体の中に溜まってしまいます。

余分な水分が皮下に溜まってさらに重力で下に集まるので、二重あご、下腹ぽっこり、下半身のむくみ、水太りを引き起こすのです。

また体の中に溜まった余分な水でさらに体は冷えて、基礎代謝が下がり、太りやすい体になってしまいます。

その5●免疫力が落ちるとがんになりやすい

体温が一℃上がると免疫力が五～六倍になり、逆に体温が一℃下がると免疫力は約三〇％低下します。

免疫力とは「疫を免れる」と書きますが、これは「白血球の働き」のことです。

私たちがウイルスやバイ菌に感染すると高い熱が出ますし、がんになると「腫瘍熱」といって微熱が続きます。

熱をだすことによって好中球、リンパ球、単球（マクロファージ）と呼ばれる白血球の働きを活発にし、ウイルスやバイ菌、がん細胞をやっつけようとしているのです。

また老廃物の処理も白血球がしています。

体を温めることが白血球の働きをよくする方法なので、病気の予防、改善には体を温めることが大切です。

汗をかき出した時が、ちょうど体温が一℃上昇した時です。

この時、免疫力は五～六倍になっているので、一日に一回は汗をかくようなことをすると、体を掃除する（老廃物の処理、バイ菌やウイルス、がん細胞の処理）ことになります。

【冷えの場所は白血球のめぐりが悪い！】

私たちの血液一mlの中に、白血球は四〇〇〇から九〇〇〇個存在します。私たちの血液量を約五リットル（体重の約一三分の一）とすると、私たちの体の中には二〇〇〇万個から四五〇〇万個の白血球が存在していることになります。

これらの白血球は血液によって全身に運ばれるので、冷えて血流の悪いところは白血球が少なくなってしまいます。

白血球が血流に乗って、全身すみずみをパトロールして体の中に侵入してきたバイ菌やウイルス、体にできたがん細胞を見つけて、やっつけてくれているので、血流が悪いと「白血球が少ない＝免疫力が落ちる」ということになります。

また私たちの体の中で起こっているすべての化学反応は酵素が触媒として働

き、酵素の至適温度は三七℃くらいですが、体が冷えると私たちの体の中で起こるすべての反応は低下してしまいますので、白血球の働きも低下してしまいます。

体温が一℃下がると免疫力が約三〇％下がるので、平熱が三七℃に近い三六・八℃の人と三五℃前半の人とでは当然免疫力の差もかなりあることになります。

胃腸炎、肝炎、膀胱炎、膣炎などは「冷え」＝「白血球のめぐりが悪い」ことが原因です。お腹を温めて血流をよくし、白血球のめぐりをよくすることが大切です。

胃腸炎や膀胱炎は、お腹を温めたらよくなったという人はたくさんいると思います。

何十年とC型肝炎を患っていた患者さんが、腹巻きをして右上腹部にカイロを貼ったら、三ケタあった肝臓の数値が一カ月後には正常になった方もおられます。

また肝臓がんの末期の人が一日二回、右上腹部に生姜湿布をしたら（他にも生活改善はしましたが）がんが消えたという例もあります。

体には自分で病気を治す力（自然治癒力）があります。それは白血球の力ですが、白血球を活性化させ、白血球のめぐりをよくするためには、「体を温めること！」が最も大切なのです。

恐ろしいことに私たちの体の中では、毎日五〇〇〇個のがん細胞ができています。

がん細胞は三五℃台でもっとも増殖し、三九・三℃になると死滅することがわかっています。

平熱が低い人は、免疫力も低くなっていますし、がん細胞も増殖しやすいので、がんになりやすいのです。

また体の中でも体温が低いところにはがんができやすいのですが、そのような臓器は、管腔臓器と乳房です。

管腔臓器は管腔なので真ん中には細胞がなく（血流がない）、外界につながっているので、冷えている臓器です。

管腔臓器は食道・胃・大腸、肺、子宮・卵巣などですが、すべて外界につながっています。

また乳房は胴体部から離れている上に脂肪組織ですから、血流が少なく冷えています。

これらの臓器は、冷えているのでがん細胞が増殖しやすいのです。

逆に、体の中でがんができない臓器は三つあります。それは、心臓、脾臓、小腸です。

心臓と小腸は一日中、動いているので温かい臓器ですし、脾臓は赤血球（陽性のもの）が集まっていますので、漢方でいうと温かい臓器になります。
管腔臓器であること、乳房が胴体から離れていることは替えようがありませんので、冷えている臓器を病気にしないためには、いかに全身の血流をよくするか、体を温めるかにかかっているのです。

体を温めると、白血球の働きも活発になって、体の中に侵入してきたバイ菌やウイルス、体の中にできたがん細胞をやっつけてくれます。また血液を汚す（万病一元、血液の汚れから生ず）原因である老廃物も処理してくれます。

がん細胞は一個から二個、二個から四個、四個から八個と倍々に分裂して増えていきます。
超音波やＣＴ、ＭＲＩでがんだと見つけることができる大きさが約〇・五㎝です。

〇・五㎝で発見できたら、早期発見できてよかった！　と言われますが、がん〇・五㎝には、がん細胞は約一〇億個あります。「がんの一生」からみると、〇・五㎝に一〇億個というのはかなり後半の時期だと言えます。

一個から二個、二個から四個の倍々に増えて一〇億個になるには、平均二〇年（増殖が早い場合で九年、遅い場合で三〇年）かかると言われています。ですから、がんは一、二年でできたものではなく、二〇年前からの自分の生活習慣が原因で起こってきているものなのです。

今は二人に一人ががんになって、三人に一人ががんで亡くなる時代です。がんは珍しい病気でもなく、誰にでも起こる可能性が高い Common Disease（ありふれた病気）なのです。

がんが発見されたら、生活を改めて頑張ることも大切ですが、日頃の毎日の生活が病気の予防に非常に大切です。

がん細胞ができた時点の、まだ数が少ないうちに白血球に発見してもらって、しっかり食べてもらうためにも、体を温めて免疫力を高めておくことが最も大切です。

その6●冷えると「気」の流れが悪くなる――精神的な不調、うつ病

漢方では、抑うつ状態は「気」の流れが悪くなって、気が滞っている状態と考えます。

気分がふさいで、体がだるい、やる気がでない、不眠などの症状を伴うことが多いものです。

また気の流れが悪くなっている状態に特徴的な症状は、「のどに何かが詰まったような感じ」です。

これを漢方では「梅核気《ばいかくき》」と呼びますが、ちょうどのどに梅干の種子がひっかかったような感じがする症状です。のどや食道に何かがつまったような違和

感がしたり、咳払いが多くなったり、息が深く吸えないなどの症状があれば、「気」の流れが悪くなっている証拠です。

西洋医学では、内視鏡でのどを診て、炎症やポリープ、腫瘍などがなければ、異常なしとして片付けられてしまいますが、漢方で言うと立派な体の不調のサインなのです。

このような症状がある場合は、ストレスや不安、疲れが引き金になっていることが多いのです。よく「職場が変わったらうつ病になった」、「昇進したらうつ病になった」などという話を聞きます。

漢方では、精神的な不調は「冷え」と「水」が原因であると考えます。

実際に神経質、不安神経症、うつ病などの精神疾患は寒い国や地域に多いのです。

世界ではフィンランドやスエーデン、ハンガリーに多く、日本では秋田県、青森県、新潟県、岩手県に多いのです。

反対に南ヨーロッパ、アフリカ、東南アジア、鹿児島県、沖縄県など温かい国や地域には少ないのです。

うつ病の人は、体温も気温も低い午前中に調子が悪いことが多いのですが、気温も体温も上昇してくる午後のほうが調子がよくなります。

また雨が降っている日や湿気の多い日は調子が悪くなる傾向があります。

このように体の冷えは、精神的な不調を引き起こしますが、「水分のとり過ぎ」も要注意です。

水分のとり過ぎで体に余分な水が溜まれば、体は冷えてしまいます。

また水分をとり過ぎていなくても、体にストレスや疲れがかかると、体は冷えてしまいます。これが、ストレスや疲れが精神疾患発症の引き金になる理由です。

ストレスや疲れが溜まると、それに対抗しようと体は戦闘モードに切り替えようとし、交感神経を働かせます。

交感神経が働くと副腎からアドレナリンが分泌されて、全身の血管を縮めて血圧を上げるのですが、全身の血管が縮まることによって、末梢の血流が減って体は冷えるのです。

漢方では生姜とシソの葉を「気剤」と言って、気の流れをよくして気分を開く作用がありますので、普段から生姜やシソの葉をよくとるようにしましょう。

【運動・入浴・サウナで体を温めて血流をよくする】

抑うつ状態に効く生活療法としてはいかに体を温めるか、体に溜まった余分な水分を出すかが大切です。

運動、半身浴、サウナ、岩盤浴など自分の好きなもので汗をしっかりかく。そして、汗をたくさんかいたからといって、その後に水分をとり過ぎないように注意してください。飲むなら、生姜紅茶（冷たくしたものでもよい）を飲むことです。

たくさん汗をかいたあとに体が冷える場合は、塩分が汗として排泄されたためなので、塩をなめたり、みそ汁を飲んだりするとよいのです。

また湯船につかって体の芯から温まることも大切です。

肩までつかる全身浴をすると、全身の血行がよくなり、腎臓の血流もよくなって尿の出がよくなります。

また脳の血流もよくなるので抑うつ状態に効果があります。

ダイエットも美容も、そして何より大切な健康（精神的・身体的）も、すべて「血流」にかかっています。

運動、入浴、サウナ、岩盤浴どんな方法でもいいので、体を温めて全身の血流をよくすることが大切です。

【腹巻きでお腹を温めれば全身状態がよくなる】

そして最も簡単にできる、誰にもできる体を温める方法は「腹巻き」です！

たった一枚お腹に巻いておくだけなのですから。

腹巻きをすると次のように全身状態がよくなります。
○全身の血流がよくなる
○冷え性が改善される
○代謝が上がる、体温が上がる
○痩せる
○内臓の働きがよくなる
○便秘・下痢がよくなる
○肌がキレイになる
○尿の出がよくなる
○水太り、むくみの改善になる
○夜よく眠れるようになる

第3章

腹巻きでお腹を温めれば、こんなに元気

腹巻きでお腹を温めれば、温かい血液が全身を回る

お腹の中には胃腸・肝臓・膵臓・脾臓・腎臓・膀胱・子宮・卵巣・前立腺などたくさんの臓器が入っています。

それぞれの臓器は血液が運んでくれた酸素、水、栄養素などによって働いていますが、各臓器の血流をよくすることが健康を維持するのにもっとも大切なことです。

腹巻きをすることによって各臓器の働きが増すので、胃痛、便秘・下痢などの不調の改善、膀胱炎の予防、生理痛・生理不順など婦人科疾患の改善、腰痛、腹痛の改善、頻尿・乏尿・夜間頻尿など排尿異常の改善に役立ちます。

またお腹は血液がとても多い場所で、血液は約四五秒で体を一周しますの

で、腹巻きでお腹を温めれば、温められた血液が全身を回るので徐々に全身がポカポカしてきます。

体温が一℃上がれば、代謝は約一二％上がり免疫力は五～六倍になります。腹巻きによって全身が温められれば、冷え性の改善に、代謝が上がるので糖尿病、高脂血症、肥満予防、ダイエット効果なども期待できます。

また腹巻きによって「最大の免疫器官である腸」が温められれば、免疫力が増し、病気の予防にもなります。

お腹は体の中心で大切な臓器がたくさん入っています。また消化管からは脳腸ペプチドと呼ばれるホルモンが分泌され、お腹は脳の働きと密接な関係があることが分かっています。

お腹を温めることは精神バランス・身体バランスの維持に大切だと言っても過言ではないと思います。

腹巻きをして「便秘が治った」「膀胱炎にならなくなった」「お小水の出がよ

くなった」「生理痛、生理不順が治った」「下痢にならなくなった」「体が温まって調子がよい」「夜ぐっすり眠れるようになった」「腹巻きが手放せなくなった」などとおっしゃる患者さんがたくさんいます。

少しでも体調が優れない方は、ぜひ二四時間三六五日腹巻きをすることをお勧めします。

【着用する時の工夫】

夜寝る時は、ゆったりとした厚手のもの

日中は、服にひびかない薄手で締め付けない程度のフィット感のあるものなど、ご自分にあった使い分けをするといいでしょう。

また以下の症状がある場合はカイロを貼ってさらに温めるといいと思います。

【症状別／カイロを貼る場所】

○生理痛、生理不順、不妊症⇓下腹部
○膀胱炎⇓下腹部
○頻尿、乏尿⇓背中（腰の少し上）の腎臓の部分
○便秘、下痢、ガス、胃腸炎、過敏性腸症候群、潰瘍性大腸炎など⇓お腹の真ん中から全体
○胃痛、胸焼け（逆流性食道炎）、ムカムカ⇓みぞおちの少し下からおヘソのあたり
○胆石、肝炎⇓右の横腹
○腰痛⇓腰
○乳がん⇓おっぱい
○痔⇓おしり（パンツの上から肛門の部分に）
○肩こり⇓両肩
○肋間神経痛⇓痛みのある部分に

○下肢静脈瘤 ⇓ お腹と両ふくらはぎ、または両足の裏
○下半身のむくみ ⇓ 背中の腎臓の部分と両ふくらはぎ、または両足の裏
○痛み ⇓ 痛みのある部分に

どんな素材がよいのか

絹（シルク）の腹巻き

シルクはカイコの繭《まゆ》から作られるため、動物性繊維からできている天然素材です。

シルク繊維の主な成分は「セリシン」と「フィブロイン」というタンパク質です。セリシンは保湿効果のある「セリン」というアミノ酸を多く含んでいるので、シルクはしっとりとした肌触りです。

またフィブロインは一八種類のアミノ酸からできていて、人間の肌に近いタ

ンパク質の構成をしているので、肌への刺激が少なくシルクは肌になじみやすい素材です。

敏感肌やアレルギー体質の人など肌の弱い人には、シルク素材の腹巻きがおすすめです。

またフィブロインは水とくっつきやすい性質（親水性）をもっているので、シルクは水分の吸湿性が綿の一・三〜一・五倍あると言われています。

シルク繊維は吸湿性だけではなく放湿性にも優れていてムレないので、つけ心地は快適です。

シルクの繊維には、小さな小さな隙間があり、そこに空気を含んで熱を逃がさないので薄手の割には温め効果が高いのです。

ただフィット感を得たい人は、少し化学繊維が入ったものを選ぶといいでしょう。

またシルクは天然素材なので静電気が起きないというメリットがあります。

毛（ウール）の腹巻き

ウールの主成分は、タンパク質の一種であるケラチンです。

ウールは、繊維の表面に小さなクリンプ（縮れ）をたくさん持っており、空気をためる空間が多くできるので、保温性がとても高いのです。

またウールや綿、シルクなどの天然素材は、抗菌作用があるので、臭いを防ぐというメリットがあります。

ただ保湿性が高いというのか放湿性が悪いというのか、汗を吸い取ってもなかなか乾かないので、腹巻きとして直接お肌につけることはあまりオススメできません。

人によってはちくちくして、肌のトラブルの原因にもなります。

綿（コットン）の腹巻き

コットンは、綿花からできているので、植物性繊維からできている天然素材です。

天然素材の中で、シルクに勝るとも劣らないのがコットンだと言われています。

コットンは吸湿性、保温性にすぐれています。

しかし、吸湿性は良いのですが乾きが遅いので、汗をたくさんかいた場合は、逆に体を冷やしてしまうデメリットはあります。

保温性と通気性が高く、着心地はいいので一年中使えます。

コットンは通気性が高いので、温め効果を求めるならば、薄手より厚手の腹巻きの方がいいです。

コットンなどの天然素材は、抗菌性が高いので臭いを防ぐ効果があります。

天然素材なので肌にやさしく、アレルギー体質の人、敏感肌の人におすすめです。

化学繊維（ナイロン・ポリエステル）の腹巻き

人工的に作られた繊維のことを化学繊維といいます。例えば、ナイロンやポリエステルなどがそうです。

化学繊維には、繊維内部に空気を閉じ込めるための空気孔を持つものもあるので、保温性に優れています。

ポリエステルなどの化学繊維は、速乾性が高くドライなのですが、親水処理がされていないと吸湿性が悪いので蒸れてしまったり、汗が体に残ってしまう場合があります。

化学繊維の割合が多い腹巻きは、お肌のトラブルの原因になりやすいので、敏感肌の人にはオススメできません。

化学繊維は伸縮性が高いので、体にフィットします。

体にフィットするものを選ぶならば、化学繊維でできている腹巻きがお勧めですが、敏感肌の人でフィットするものを選ぶなら、コットンやシルクなどの天然素材がまざっている割合が多いものを選ぶようにすると、お肌のトラブルは軽減できます。

最近では、体の蒸気を吸って発熱する「吸湿発熱素材」が開発され、多く使われるようになっています。腹巻きの薄さとフィット感、そして保温性が高いものを選ぶなら、吸湿発熱素材が入った腹巻きがオススメです。

昔は「腹巻き」というと「ベージュ」の分厚いババくさいものが多かったのですが、今は各下着メーカーから可愛いおしゃれな腹巻きがたくさん売られています。

それに冷え性の女性が増えているので、可愛い「腹巻き」をおしゃれに着こなす方法まで雑誌に記載されるほどですので、女性は「腹巻き」を着用することに抵抗は減ってきたと実感しています。

今はさまざまな腹巻きが売られています。

ぜひ自分にあったもの、日中用、睡眠用、夏用、冬用など生活にあったものを揃えて、二四時間三六五日の温め生活を実践していただけたらと思います。

「腹巻き」体験談④（六〇代女性）

お腹を温めてリウマチの数値がマイナスに。腹巻きは体の一部になった

私は、六年前、発熱と咳の症状で処方された薬を飲んで、意識不明になりました。幸い、脳に異常は無かったものの、血液検査でＲＦ（リュウマチ反応）の数値だけが高く、リュウマチということで大変心配しました。

その頃、偶然目にしたのが石原結實先生の『体を温めると病気は必ず治る』という本でした。それまで病気は医者が治してくれると信じていただけに、目から鱗が落ちるような衝撃を受けました。

早速、本に書かれている食事療法、生姜のシップ、足湯、さらに散歩を始めるようになりました。

そして、石原先生にお会いして、「リュウマチ反応の数値は、冷えの数値である」と聞き、なるほどと思いました。冬はお腹が冷えるし、夏は冷房で足元から肩、腕と冷たくなるのが分かるからです。

寒い時、お腹にホッカイロを当てていましたが、低温火傷をしてしまうため、保温性の高い〝腹巻き〟はないかと捜すようになりました。

肌触りがよく、薄着になってもだぶつかない体に合う腹巻きを見つけると、一日二四時間、三六五日、肌身離せなくなりました。

今では、お腹に隙間風が当たるような冷え感覚がすっかりなくなり、時々ひどい下痢をしていたのが快便になり、長年の頑固な肩凝りも改善されました。

石原先生がお腹を触診すると、「あっちっち」と冗談をいわれるようになりました。その結果、ＲＦの数値は、マイナスになりＲＡ（リュウマチかどうか）の数値もマイナスなので安心しております。

以前、膀胱炎になった時、ひたすら体を温め、殺菌効果のある梅干番茶と生姜湯を飲み、食事は玄米中心の少食にして、薬に頼らず膀胱炎を治しました。元来、丈夫な方ではないので、病気の原因を見つけ、自分で対処できたことが何よりの自信となりました。

腹巻きを身に付けるようになって三、四年が経ち、すっかり腹巻きは体の一部となりました。体の芯まで温まったことで、体温は三五度台から三六度台に上がり、免疫力が高まったと実感しております。

これからも、より自分の体の声に耳を傾け、心身共に充実した日々を過ごしていきたいと思います。

「腹巻き」体験談⑤（三〇代女性）

慢性膀胱炎と「腹巻き」との出会い

朝起きて、尿が出ると私は感謝します。それは、昼でも夜でも同じで誰にも聞こえないように、「嬉しい、ありがとう」と言います。心の中で拍手喝采。なぜなら私は、慢性膀胱炎女なのです。

医師の石原新菜先生との出会いがなかったら、今も苦しくて辛い思いをしていたでしょう。

仕事柄、尿意を感じてもお手洗いに行けないことが多く、底冷えを感じていました。

ストレスが重なり、市販のクスリを飲んでは、自分の体を騙していました。クスリという字は、反対から読むと「リスク」と読むことができる。これは自論ですが……。

一発で熱を下げ、痛みも和らげるのですが、次の日は、ペコちゃんの顔のように下膨れのまん丸い顔になってしまいます。

それが嫌でクスリを飲まないで我慢していると、尿に血が混じり、左側の脇腹に激痛を感じる。それを我慢していると高熱がでてしまい尿も出ない。痛いし、苦しいし、辛いし、悲しいし、虚しい。踏んだり蹴ったりな心と体になってしまいます。

ある時、ご縁があり、石原新菜先生の本を読ませていただきました。天は二物も三物も与えたな、と思ったのが、本を手にした時の実感です。

内容は、とてもシンプルで体を温めること、腹巻きをすることが書いてありました。これなら私にもできると思いました。

ムズムズ菌が怪しいなぁと思ったら、下腹にホッカイロを貼って腹巻きをする。食事に関しても少しだけ気を使い、なるべく動物性のものをとらない。生姜紅茶やニンジン・リンゴジュースを飲んで、腹筋など少しの運動。食事への我慢は、プチ断食だけをしました。

この症状が治ったら、生理前に好きなもの、チョコレートとあんこのフードファイターになる（笑）。そう自分に「ご褒美」と言い聞かせて努力しました。

そして結果は、たった一日で治り、リスクもありませんでした。

暗闇の中で慢性膀胱炎という恐怖心と不安と戦っていた私でしたが、今では、絶対自然治癒力という自分が持っている底力を信じ、前向きに、明るく「腹巻き」をして毎日働いています。

何より嬉しいのは、慢性膀胱炎とさよならできたことです。すごく簡単に、お金をかけないで。

それと、菌が体に忍び寄ろうとしても、「大丈夫」と自信がもてました。思えば、体のひとつひとつの臓器に感謝し、肝臓が元気でいてくれるから美味しいビールが今日も飲める。それを消化してくれる腎臓。こんな一番身近な所に感謝ができて、大切で嬉しい気持ちに気づかせていただいた石原新菜先生に改めて御礼申し上げます。

「冥利」という言葉を辞書で調べてみました。それは、「ある境遇にいるために受ける幸福、恩恵。秘かに神や仏が与えてくれる恩恵、お陰、ご利益」と書いてありました。

私は、新菜先生に出会えて、「患者冥利」につきるなぁ……、と心の底から本当に思いました。まさしく運命の腹巻きとの出会いです（笑）。

私の心、体の経験ですが、何かのお力になればと思い、お手紙を書かせていただきました。

「腹巻き」体験談⑥（五〇代女性）
私の命を救った奇跡の腹巻き

今から二〇年位前、胸にしこりがあるのに気付き病院で検査を受けました。

その結果、五ミリ程の腫瘍がありガンの可能性があると言われ、いきなり数日後に胸全部とリンパ節を切除する手術の予定を組まれてしまいました。

その頃は、はっきりとガンと分からなくても疑わしければ全て取るという手術のやり方が主流で、あまりのショックでどうやって家に帰ったのか覚えていない程でした。


家に戻り、ヨガをやっていた友人に手術のことを話したら、「ガンは治る病気だから手術は断った方が良い」と言われましたが、もし本当にガンだったらと手術をしないことはとても不安でした。

たった五ミリの腫瘍なのに胸全部とリンパ節を切除してしまうことに納得

がいかなかったので、やれることをやってみようと手術を断り、いろいろと方法を探しました。

そして、ゲルソン療法という野菜ジュースを大量に飲む方法でガンが治ったひとがたくさんいることを知り、自分なりに始めました。

ただ、その頃、日本には、ゲルソン療法を指導してくれる所がなく、そんな折に石原結實先生の本を見つけ、伊豆でジュース療法をやっていることを知り、すぐ施設に伺うことにしました。

石原先生にお会いして、「大丈夫ですよ」と明るくお話をいただき、もしかしたら良くなるかもしれないとほっとしたことを覚えています。

ジュース断食と温泉、そして坂道をせっせと歩き、体の中はずいぶんきれいになったと思います。

家でジュース、運動・玄米食を続け、数カ月後に東洋医学も取り入れている病院を受診したところ、腫瘍はガンではないと言われました。そして一年後には、しこりは消えていました。

それから五、六年後に、また胸にしこりができてしまいましたが、体調も悪いところはなく、たぶんこれも良性と思い、元々好きだった乳製品やお菓子を食べるようになって食生活も乱れてしまいました。

その後、だんだんとしこりが大きくなり、時々痛みが出るようになって、一昨年の夏に外科を受診しました。今は、手術も腫瘍だけを取り、患者の負担も少なくなったと聞いていましたので、手術も覚悟していました。

ところが、結果は予想をはるかに超え、胸のガンは筋肉にまで拡がり手術もできない状態で、リンパ節と肝臓に転移があることが分かりました。

検査で私のガンは女性ホルモンを食べて成長するものと分かり、女性ホルモンを抑える薬で治療することになりました。

抗ガン剤と言われたら断るつもりでしたが、ホルモン療法なら副作用も少ないのでやってみることにしました。

手術もできない状態と言われ、さすがにこのままの食生活を続けてはいけないと、ゲルソン療法を基に、肉、卵、乳製品、精白した食物を一切やめ、油、塩、糖分も極力抑えて、朝晩の野菜ジュースと玄米食に食事を変えました。

ホルモン療法は、半年位経ってから効果が出てくるそうですが、二カ月毎にエコー検査で肝臓やリンパのガンが少しずつ小さくなり、胸の状態も良くなって、担当の医師が不思議そうにしていました。検査の度にガンが小さくなっていましたが、腫瘍マーカーの数値が上がってしまい、自分はこれ以上できないほど食事には気をつけていたのに、一体何をやったらいいのかと考えました。

その時ふっと頭に浮かんだのが、石原先生の伊豆の施設でした。すぐに電話番号を調べ、予約をいれました。

施設では、ジュース断食を中心に体を温めることをいろいろとやって、空腹感もあまりなく楽しく過ごし、数日後に石原先生の診療を受けました。

先生は「全然大丈夫！　ガンは三五度位の低体温が好きだから、体を温めることをたくさんやったら良くなりますよ！」と笑顔で話して下さいました。石原新菜先生の「腹巻ダイエット」の本も読み、腹巻をするだけなら簡単なので、すぐに始めてみました。

元々腰痛があって、以前から寝る時には腹巻きをしていて、冬の日中は腰にホカロンを貼っていましたが、腹巻きを一日中するようになってからは、全く必要がなくなってしまいました。

石原先生のご著書の中に、肝臓が悪かった方が腹巻きをしただけで肝機能が良くなったというのを読んで、肝臓のガンにも良いと思い、冬場は厚手の腹巻きを、夏場でも薄手のものを一日中着けるようになりました。

昨年の夏、一年ぶりのＣＴ検査で、肝臓とリンパ節のガン・乳ガンともに小さくなり、その数カ月後のエコー検査では、肝臓とリンパのガンは全て消え、乳ガンもかなり縮小し落ちついています。

現在も、石原先生から教えていただいた通り、朝はニンジンとリンゴのフレッシュジュース、昼は日本そば、夜は玄米菜食（魚も少し）にし、生姜葛湯に黒砂糖をいれたものをお茶代わりに飲んでいます。

石原先生方式は、ゲルソン療法に比べて、塩分や黒砂糖等をとっても良いので、ストレスも減り精神的にとても良かったと思います。

この食生活で、特別空腹感もなく七キロも体重が落ち、とても体が軽くなりました。数カ月毎の血液検査では肝機能・腎機能他ほとんどが標準値で、ひとつだけ高いのが、善玉コレステロールといわれているＨＤＬですが、医師からも「すばらしいですね！」と言われています。

ガンは手術・抗ガン剤、放射線で治療するものと思って辛い治療を受けている方がたくさんいらっしゃる中、石原先生にお会いできて今までより健康になり、ガンも退治できたことは本当に有難く、石原先生に心より感謝申し上げます。

第4章

体を温めて体温を上げれば病気にならない

作戦その1●水分のとり過ぎに注意する！

病気をしないで健康を維持するためには、体を温めることが大切ですがそのためには「余分な水分をとらない」ことが大きなポイントになります。

水分をとり過ぎて体に余分な水分が溜まれば、その水分によって体が冷やされてしまいます。不定愁訴と呼ばれる症状は漢方で言うと、すべて「水毒」が原因です。

体に余分な水分が溜まってさまざまな不調を招くのが水毒ですが、水毒の症状は、冷えの症状と考えていいのです。

今の西洋医学は血栓予防のためやデトックスのために「水を飲め！　飲め！」と言いますが、私たちはカバやアヒルではないので、そんなにたくさん水を飲める動物ではありません。

運動、入浴、サウナ、岩盤浴などで汗をかいていない、のどが渇いてもいないのに「水を飲まなければならない！」と信じて飲むことは、本能に反しています。

汗や尿でしっかり水分を出してからとる分には問題ありませんが、しっかり水分を出してもいないのに、がぶがぶ水を飲めば、どんどん体の中に水を溜め込んでしまうだけなのです。

私たちにも立派な本能があります。

本能に従って、のどが乾いたら乾いた分だけ水分をとることが大切です。

汗をたくさんかいても喉が乾いていないのなら、無理に水分をとる必要はありません。体の中にまだ水分は足りているというサインだからです。

汗をたくさんかけば血液中の水分が少なくなるので、一時的に血液濃度は濃くなります。

「水毒」という概念がない西洋医学では、この時に脱水になることを心配して「水をたくさん飲みなさい！」と指導するのですが、体は血液中の水分量を一定に保とうとしますので、血液中の水分が減って濃度が濃くなると、体は血液の濃度を元に戻そうと体のあちこちに溜まった余分な水を血管の中に引き上げてくれるのです。（水は濃度の高い方に移動するので自然に血管の中に水分が移動する）

逆に言いますと、血液中の水分は一定に保たれるので、たくさん水を飲んでも腎臓から尿として排泄されてしまいます。

たくさん水を飲んでも血液が水で薄まらないのです。

本当に体の中の水分が足りなくなってきたら、喉が乾いてきます。

よく「一日にどのくらいの水分をとったらいいか」と患者さんに聞かれますが、それは患者さん自身の体しか分からないことです。

気温、湿度、体調によって人それぞれ腎臓や皮膚が排泄する水分の量を調節しています。

血液中の水分量が少なくなれば、腎臓から排泄する水分量を少なくしますし、脳が血液の中の水分量を感知して「そろそろ水を飲め！」という信号を送ります。

そのときにのどの乾いた分だけ、つまり体に必要な分だけ水分をとるように。

なんでもそうですが、自分の体の声に耳を傾けることが大切です。

喉が乾いたら飲む、お腹が空いたら食べる、眠くなったら寝る、気分のいいことをする、嫌な人とは一緒にいないなど。

動物はみんなそうしています。

「一日に水を二ℓ飲まなければならない」とか「一日三食しっかりと食べなければならない」など「～しなければならない」と思っているのは人間だけです。

これが体の不調を招いているのです。

「わたしは一日にどれだけの水を飲めばいいの？」「一日にどれだけご飯を食

べればいいの？」と迷っている動物はいないでしょう？　それでいて動物はみんな元気です。

人間が飼っているペットは別ですが、野生の動物が「水毒」になっていたり、糖尿病、高脂血症などになっているのを見たことがありません。

人間は色々な情報がありすぎて何が本当に体にいいのか分からなくなってしまっています。

どうすれば調子がいいのか、自分の体の声（本能）に耳を傾けることが病気の予防・改善に必要です。

【この習慣を改めましょう！】

- ○ペットボトルを持ち運ぶことをやめる
- ○朝起きた時と寝る前のコップ一杯の水をやめる
- ○仕事中や勉強中にダラダラ水分をとるのをやめる
- ○運動中、サウナ、お風呂の中での水分摂取をやめるこれだけでも、今までとっていた余分な水分をかなり減らせるはずです。

作戦その2●身体を温める入浴法！

【静水圧の効果】

お風呂に入ると体、とくに下半身に水圧（水の重さ）がかかります。肩まで湯船につかると、体に五～六〇〇キロ近くの水圧がかかると言われています。

この水圧によって下半身が圧迫され、静脈血やリンパ液が押し上げられ、静脈の流れやリンパの流れがよくなるので下半身のむくみが改善されます。

また水圧で静脈血の流れがよくなると、心臓にかえってくる血液の量が増えるので脈拍が増え、全身の血流もよくなります。

血行がよくなると、全身の細胞へ酸素や栄養素などが十分に運ばれ、代謝が上がります。

また腎臓の血流もよくなるので、尿の量が増え、下半身のむくみや水太りの改善につながります。

【温熱効果】

またお湯の温熱効果で、体が温められ血管が広がって全身の血流がよくなります。

全身の血行がよくなると、各臓器の働きもよくなります。

とくに腎臓の働きがよくなるので、水分の排泄力が増すため水毒改善、水太りの解消につながります。

また腸の働きもよくなるので、便秘が改善されデトックス効果で美肌効果も得られます。

汗がじわっとでてきたら体温が約一℃上がっている状態です。

体温が一℃上昇すると、代謝は約一二%上がりますので体の中で糖分や脂肪分が燃焼され、糖尿病や高脂血症の予防・改善になります。

また肥満防止、ダイエット効果もあります。

温熱効果で体が温まって発汗すると「気化熱（蒸発熱）」によってカロリーが消失されるのでダイエット効果がさらに高まります。


毎日が忙しい現代人は、なかなか湯船につかる時間がなくシャワーで済ませている人はたくさんいます。

しかし、それは自ら低体温＝基礎代謝が低い＝太りやすい体、冷え・水毒体質＝病気になりやすい体を作ってしまっているのです。

ダイエット、美容、健康のためには毎日、湯船につかる習慣をつけることが大切です。

【熱いお湯とぬるま湯の効果】

☆四二度以上の熱いお湯の場合

○交感神経が働くので、心拍数・血圧が上昇する
○胃腸の働きが抑制される（食欲が低下するのでダイエット効果あり）
○入浴時間一〇分程度
○交感神経を刺激するので、寝起きが悪い人の朝風呂にお勧めです
○褐色細胞を刺激するのでダイエット効果あり（朝の温冷シャワーも）

☆三八度から四二度のぬるま湯の場合

○副交感神経が働くので心拍数ゆるやか、血圧不変またはゆっくり低下する
○胃腸の働きアップ（胃酸分泌アップ）
○気持ちがゆったりする

○入浴時間二〇～三〇分

注意＝お湯につかっていても体が冷えてくるようだと、それはぬるすぎるので、体の芯から温まる温度をご自分で調節してください。

【効果的なお風呂の入り方】

☆三―三―三入浴法

四二度くらいの熱めのお湯に三分、外にでて三分を、三回繰り返す入浴方法。

この方法はかなり汗がでるので「気化熱（蒸発熱）」で三〇〇キロカロリーものカロリーを消費できます。この計算でいくと、今までと同じ生活をしても、一週間で一キロ痩せられることになります。

これは、一時間のウオーキング、三〇分のジョギングよりも消費カロリーが多いのです。

運動が苦手な人は、お風呂を積極的に活用するといいでしょう。

☆温冷浴

四二度以上のお湯（一〜二分）と二〇度くらいの水（三〇秒）に交互に入る方法。

温冷を繰り返すことによって、体表面や筋肉の毛細血管を刺激し、全身の血行がよくなるので、各臓器の働きも増します。

交感神経を活性化し脂肪の分解を促してくれる「褐色脂肪細胞」を刺激するので、この方法もダイエットに効果的です。

☆半身浴

湯船に小さな椅子を入れて座るか、湯船の水の量を少なくして、みぞおちより下の部分だけをお湯につけるように入る方法を半身浴と言います。

三〇分くらいつかっていると汗をたくさんかくことができます。お風呂の蓋にタオルを敷いて雑誌や本を置いて読むと、あっという間に時間が過ぎます。

音楽を聴いたり、アロマを炊いたりするともっとリラックスできるでしょう。

上半身が寒く感じるなら、全身浴をした後に半身浴をしたり、浴室を暖めたり、肩に乾いたタオルを巻くといいでしょう。

一〇分ほどつかって汗がでるくらいの温度がいいでしょう。

☆生姜風呂／塩風呂

生姜や塩を湯船に入れることによって、さらなる温熱効果が得られます。全身の血流がよくなり、各臓器の働きが増します。

また高い温熱効果によって体温が上がれば、代謝も上がりますし、免疫力も高くなりますので、糖尿病、高脂血症、肥満の予防・改善、病気の予防になります。

塩や生姜は漢方でいう陽性食品なので体を温める効果が高く、お風呂からでた後もずっとぽかぽか温かいので、冷え性の改善にとても効果的です。

●生姜風呂の入り方

○生姜を一〇〇g〜三〇〇gすり、湯船に直接入れる。
○またはすった生姜を布袋に入れて湯船に入れる。
○人によっては、皮膚がかゆくなることがあるので注意が必要です。その場合は生姜の使用を中止するか、生姜の量を減らすようにしてください。
○生姜風呂に入った後は、シャワーで体を流してください。

●塩風呂の入り方

○湯船に自然の塩を五〇〇g入れる。
○塩が水に溶けるとイオンの状態になるが、イオンが皮膚にくっつき「塩類被膜」と呼ばれる一層の層を作るので、保温効果が発揮されます。
○塩風呂に入った後は、シャワーで体を流さず出るのがポイント。

☆サウナ・岩盤浴

またサウナや岩盤浴も体の芯から温まるのにいい方法です。汗をかき始めた時、体温がちょうど一℃上がった状態になりますが、体温が一℃上がると免疫力は五～六倍に上がります。白血球の、バイ菌やウイルス、がん細胞を見つけてやっつけてくれる力、老廃物を処理する力が五～六倍になっているので、病気にならないためにも毎日汗をじわっとかくことが大切です。

とくにサウナに入ると、甲状腺の働きを活発にすることが分かっています。甲状腺からサイロキシンというホルモンが分泌されますが、このホルモンは代謝を上げますので、冷え症改善・ダイエットに効果的です。

●サウナの中での注意点

お風呂やサウナに入りながら水を（しかも凍らせて）飲む人をよく見かけます。

そういう人たちは本当に喉が渇いているから水を飲んでいるのではなく、水を飲めば代謝が上がると思っている上に、お風呂やサウナに入りながら水を飲めば、代謝がさらに上がって「相乗効果」を得られると思っているのです。

せっかくサウナに入って、汗をかこうとしているのに体を冷やす水を飲んでいたら出る水分が半減してしまいます。

私が診察した患者さんで、水を飲みながらサウナに入るのをやめたら出る汗の量がものすごく増えたと言っていた方がおられました。

たくさん水分をとることは代謝を上げるどころか、逆に代謝を下げてしまうのでお風呂やサウナの効果を半減させてしまいます。

代謝を上げて、サウナやお風呂の効果を上げるには、サウナやお風呂に入る三〇分くらい前に生姜紅茶を飲むとよいでしょう。

●サウナ後の飲水について

体に余分な水分が溜まっている人（水毒の人）は、サウナに入った後、冷たい飲み物を一気に飲みたくなりますが、ここでちょっと我慢が大切です。せっかく汗をたくさんかいて水毒改善を期待しているのに意味がなくなってしまいます。

サウナを出てから、三〇分ほど待って水分補給をすることがポイントです。汗をたくさんかいたので、血液の中の水分が少なくなって血液が一時的に濃くなった状態になります。

そうすると体に溜まっていた余分な水分が血管の中に引きよせられて、血液を薄めるので、サウナを出た直後ののようなのどの渇きではなくなっているはずです。

のどの乾きが少しおさまって、まだのどが乾いている分を飲めば余計な水分をとり過ぎる心配はありません。

血液の中の水分が少なくなると、血液がドロドロになるから、たくさん水を飲まなければいけないとみんなが思っています。

とくにサウナなんかに入ったら大変！　だと言いますが、それは違います。お風呂やサウナの温熱効果で体が温まると、血栓を溶かすウロキナーゼという酵素の働きが増すので、体を温める方が血栓の予防になります。

酵素は三七℃くらいで一番働きますが、水をたくさんとって体が冷えると血栓を溶かすウロキナーゼの働きが落ちてしまいます。

「お水をたくさん飲んで血液をさらさらにする」という考え方は間違っています。

水分はとり過ぎないで、陰性食品より陽性食品に分類されている水分をとることが大切です。

陰性食品の水、緑茶、コーヒー、麦茶、清涼飲料水などよりも、陽性食品の紅茶、番茶、昆布茶、色の濃いハーブティーなどがお勧めです。

●血液をサラサラにするたべもの

〝血液をサラサラにするために水をたくさん飲め〟、は間違いで次のたべものを摂取する方が、血液はサラサラになります。

①生姜（血小板が集まって血栓ができるのを防ぐ）
②魚（魚の油　ＥＰＡ、ＤＨＡ）
③納豆（ナットウキナーゼという、血栓を溶かす酵素のウロキナーゼと同じ作用の酵素がふくまれている）
④魚介類（タウリンが胆汁の流れをよくして、血液中のコレステロールを下げる）

☆足浴

○洗面器やバケツに四三度くらいの熱めのお湯を入れて、両足首から下を一五分から二〇分つけます。

○自然の塩をひとつまみ、またはすりおろした生姜一個分を入れるとさらに温熱効果は高くなります。

○だんだんお湯が冷めてくるので、お湯をつぎたしていくといいでしょう。暇なときやテレビを見ながら、足浴を行うといいです。

下半身の血流がよくなり、腎臓の血流もよくなるので、下半身が冷えやすい人、下半身がむくみやすい人にオススメです。

とくに足が冷たくて眠れない人は、寝る前に自然の塩や生姜のすりおろしを入れたお湯で足浴をすると、人間にとって一番健康な「頭寒足熱」の状態になりますので、寝付きやすくポカポカした状態が続くので途中で目が覚めることも少なくなります。

☆ぬるめの湯船につかるとリラックスできる！

リラックスした時も免疫力は高くなるので、リラックスする時間をつくることが大切です。

ストレスや疲れがあると交感神経が高ぶっている状態になり、そのストレスや疲れに対抗しようと副腎からアドレナリンやステロイドホルモンが分泌されます。

とくにこのステロイドホルモンは、免疫を抑制する（免疫抑制剤として治療にも使われる）ので、ストレスや寝不足が続くと、風邪を引きやすくなったりするのです。

運動をしたり、ゆっくりお風呂に入ったり、趣味に打ち込んだり、笑ったりするとリラックスの神経＝副交感神経が働きます。

ぬるめの湯船につかると、アセチルコリンという物質が分泌され、リラックスの神経、副交感神経を刺激するので、ぬるめのお湯の方がリラックスでき、疲れがとれるのです。

作戦その3●運動で体温を上げる！——高血圧、糖尿、ボケ予防

腹巻きや入浴など体の外から温める方法もいいですが、体の内側から体温を上げることが体を温めるのに一番で、効果的な方法はやはり運動をすることです。

筋肉は最も熱を産生する器官です。

安静時の産熱量は骨格筋二〇％、肝臓二〇％、脳一八％、心臓一一％、腎臓七％、皮膚五％、その他一九％です。

よく「人体最大の臓器は肝臓」だと言いますが、肝臓は体重の六〇分の一しかありませんので、体重が六〇キロの人は約一キロになります。

それに比べて筋肉は体重の約四〇％を占めていますので、筋肉は臓器ではな

いですが、人体最大の器官といえます。

そのため筋肉を動かすと熱が産生されて体温が上がってきます。

ウオーキングやジョギング、水泳などの有酸素運動は全身の血流をよくするのにとても効果的なので、それを基本として続けて行うことが大切ですが、体温を上げるためには、それに加えて筋肉運動をすることが必要になります。

筋肉の約七〇％が下半身にあるので下半身の筋肉運動をすることが体温を上げるために効率がいい方法です。

スクワット、もも上げ運動、つま先立ち運動など、最初は一〇回を一セットとして、一日三セットから始めて、できるようになったら、回数を増やしていきましょう。

よく「適度な運動」と言いますが「適度」では筋肉は発達しません。適度は、今もっている筋肉の維持にしかならないからです。

筋肉を増やすためには、「ちょっとつらい」ところまでやって、次の日は休むなどといったようにメリハリをつけることが大切です。

その「ちょっとつらい」運動は回数を増やして行ってもいいですし、軽めのダンベルを両手にもって負荷をかけて行ってもいいのです。

「筋肉を動かさずして健康はあり得ない」という名言がありますが、まさにその通りだと思います。

足腰が衰えると老化は早いですし、転びやすくなったり、寝たきりになりやすくもなります。

下半身の筋肉が発達している人は下半身に血液が集まっているので、高血圧予防になります。

また筋肉は糖分や脂肪を消費してくれるので、糖尿病、高脂血症の予防にもなります。

筋肉は体温を上げますので、免疫力も高くなりがんをはじめ病気全般の予防につながります。

また運動をすると脳血流とくに記憶を司る海馬の血液がよくなることがわかっていますので、ボケを予防する効果があります。

一生健康でいるためには、何よりも「足腰の筋力」が最も大切になります。

【お勧めの運動】

○ウオーキング
○スクワット
○ももあげ運動
○つま先立ち運動
○壁腕立て伏せ
○腹筋運動

とくに腹筋は自然の腹巻きですので、腹筋を鍛えればお腹が温められ腹巻き以上の効果が得られます。

作戦その4●食べ物で体を温める！

この部分は、第一章でも書いたことですが、非常に大事なことなので、あえてここでも繰り返しお話しします。何度も読み返して、覚えて欲しい内容です。

漢方には「陰性食品」と「陽性食品」という考え方があると前にも書きました。

「陰性」は体を冷やす作用があり、「陽性」は体を温める作用があります。

陰性食品ばかりを食べていると、体温が下がってきます。

体温が一℃下がると、代謝は約一二％も落ちて太りやすくなるだけではなく、免疫力も約三〇％低下するので、病気にかかりやすくなります。

アレルギー疾患、自己免疫性疾患、がんは「冷え」が大きく関係しています。

できるだけ陽性食品をとるようにして体を温めることが大切です。

何を選んで食べるか、ここにすべてかかっています。

私たちの体は、私たちが口にした食物で作られているのです。

また食品はできるだけ自然のもの、自分が住んでいる地方で取れるものがよいという考え方があります。これを「身土不二《しんどふじ》」と言いますが、自分の体と土は密接に関わっているという考え方です。

日本は緯度が高く温帯の国なのに、スーパーに行けば、一年中バナナ、パイナップル、オレンジ、グレープフルーツなど南国のものがたくさん置いてあります。

また、コーヒー、緑茶などをガブガブ飲んでいる人はたくさんいます。コーヒーはエチオピア原産、緑茶はインド原産ですから、暖かい地域のものなので、体を冷やす作用があるのです。

現代人の体温が下がってきた原因の一つに、日本の気候・日本人に合っていない陰性食品を食べ過ぎていることがあげられます。

肉などの動物性タンパク質は、陰陽論でいうと陽性食品に含まれるので、体を温めるといういい面もあります。

ヨーロッパなど寒い国の人は肉をたくさん食べますし、冷え症の人が無性に肉が食べたくなるのも、動物性タンパク質には体を温める作用があるからなのです。

陰性食品と陽性食品は食べ物の「色と性質」そしてその食べ物が取れる「原産地」で分けられます。


体を冷やす陰性食品は「青」「白」「緑」などの涼しげな色（寒色）の食べ物と「水っぽい」食べ物、そして「南で取れる」食べ物です。

逆に、体を温める陽性食品は「赤」、「濃いオレンジ」、「茶」、「黒」の温かそうな色（暖色）の食べ物、「硬い（＝水分が少ない）」食べ物、「北で取れる」

食べ物です。
白ワインと赤ワイン、緑茶と紅茶、うどんとそば、白砂糖と黒砂糖などのように、同じようなもの、同じようなカロリーでも体に及ぼす作用は、まるっきり正反対なのです。

体を温めて基礎代謝を上げるためには、常に「色の濃いもの」を選ぶようにすればほとんど間違わないと思います

しかし「色の濃いもの」の中には例外が三つあります。それは「コーヒー」と「カレー」と「トマト」です。

この三つは色が濃いので体を温める作用があると勘違いしてしまいますが、これらは体を冷やす陰性食品なのです。

その答えは「原産地」にあります。コーヒーはエチオピア原産、カレーとトマトはインド原産。暑い場所／温かい場所、日本なら四国や九州、沖縄で取れる食べ物、東南アジア、南米、アフリカの暑い国で取れる食べ物は、体を冷や

す作用があります。

南国で取れるフルーツ、パイナップル、バナナ、オレンジ、みかん、マンゴー、ココナッツ、パッションフルーツなどは陰性食品になります。


それに対して東北地方や寒い国で取れる食べ物は、体を温める作用があるので、さくらんぼ、りんご、ぶどうは陽性食品になるのです。

また暑い夏に食べるもの、麦茶やビール、夏野菜（きゅうり、トマト、なす）は陰性食品になります。


次に「性質」について説明します。ここまで説明した「陰性食品」と「陽性食品」をイメージしてみてください。

牛乳、生クリーム、洋菓子、白パン、うどん、マヨネーズ、南国のフルーツ……などの陰性食品。

白くて、ふわふわ、ぶよぶよしていて、水々しいものが多いことが分かります。

それに対して陽性食品ですが、そば、黒パン、玄米、魚介類、ごぼう、にんじん、りんご、さくらんぼなど色が濃くて、硬くて引き締まっていて、水っぽくないものが多いのが分かります。

東洋医学には「相似の理論」という考え方があって、「人間は食べた物と同じ形になる」というのです。

確かに、白パン、ショートケーキ、シュークリーム、グレープフルーツ、マヨネーズなど白くて水っぽくて、ふわふわしているものが好きで、しょっちゅう食べている人は、「水太り体型」の方が多いです。

「陰性食品」は体を冷やし、基礎代謝を下げてしまうので太りやすくなります。

さらに体が冷やされると、全身の血流が悪くなるので水分が十分に排泄されず、むくみやすくなり「水太り」の原因になるのです。

これが「食べた物と同じ形になる」の意味です。

それとは逆に玄米や黒パン、ひじき、海藻、ごぼうなど色が濃くて硬くて引き締まっている食べ物をよく食べると、体が温まるので基礎代謝が上って、痩せやすく、太りにくい体になります。

その結果、引き締まった体型をしている方が多いのです。

このように陰性食品と陽性食品では体に対する作用は正反対です。

毎食の積み重ねは大きな違いを生みます。できるだけ体を温める陽性食品を食べて、代謝・免疫力を上げて普段からさまざまな病気の予防をしていくことが大切です。

きっと陰性食品の方が好きなものが多いと思って、やっていけるか不安になっている方がいると思います。陰性食品はちょっとした工夫で、陽性食品に変わりますので、ぜひ試してみてください。

【ちょっとした工夫で陰性食品を陽性食品に変える】

例えば、

○白米は黒ごま塩を振りかけて食べる
○うどんは七味唐辛子とネギをたくさん入れる
○緑茶は梅干しを入れて飲む
○ビールは塩辛いおつまみと一緒に飲む
○南方産の果物ならドライフルーツを食べる
○きゅうり・トマト・なすなどの夏野菜は塩をかけて食べるか塩で揉んで食べる
○白身の魚や肉は味噌や醤油で調理する

このようにすれば陰性食品は中間～陽性食品に変わります。

陰性食品を食べる時は必ず、陽性食品と組み合わせて食べたり、煮たり、焼いたりと熱を加えて水分を減らせばいいのです。

作戦その5●塩分は自然塩なら大丈夫！

塩は体を温める作用があるので陽性食品に入ります。

現代のようなストーブやエアコンなどがなかった昔、北海道や東北の人たちが冬になると塩鮭、漬け物、味噌、醤油をたくさん使って、濃い味付けのものばかりを食べていたのは寒さを凌ぐためでした。

それは塩、味噌、醤油は体を温める作用のある陽性食品だからです。

「塩は体に悪い」というイメージがありますが、それは人工的に作った塩（化学塩）のことです。

人工的に作った塩は「塩化ナトリウム（NaCl）」と言います。塩化ナトリウムには、ナトリウムイオンと塩素イオンしか含まれていません。

ナトリウムイオンは水を引きつける性質があります。化学塩をとると血管の中のナトリウム濃度が上がって、それを是正するために水が血管内に増えるので、高血圧やむくみの原因になります。

しかし、自然の塩にはナトリウムの他に、マグネシウム、カリウム、カルシウムなどたくさんのミネラルが含まれています。

とくにカリウムには利尿作用があるので、ナトリウムで引きつけられた水がカリウムによって排泄されます。

カリウムとナトリウムがバランスよくとれていれば、塩は怖くありません。

とくに冷え症の人は、自分の本能のままに「自然の塩」をしっかりとって体を温めることが大切です。

今の若い女性は、むくみを気にして塩分制限をしていますが、自然の塩ならむくみの心配はありませんし、塩分制限をする方が体を冷やし、むくみの原因になるので注意が必要です。

生姜湿布

生姜に含まれるジンゲロン、ジンゲロールなどの辛味成分には強い鎮痛作用があります。

肩こり、筋肉痛、関節痛、腰痛、生理痛などの痛みに用いると血行がよくなって痛みが改善されます。

お腹に当てると膀胱炎や胃腸の不調、生理痛、生理不順などの婦人病に効きます。また胸に当てると気管支炎にも効きます。

☆生姜湿布のつくり方

①生姜一五〇グラムをすって木綿の袋に入れる。

②それを二ℓのお湯に入れ、沸騰寸前まで煮る。
③とろ火で温め続ける。
④タオルを鍋の中に入れ絞ってから、患部に当てる。
⑤すぐに冷めないようにタオルの上にラップをし、乾いたタオルを乗せる。
⑥一回一〇分を二、三回繰り返す。

生姜紅茶

生姜には辛味成分であるジンゲロンやジンゲロールが含まれていて、血管を拡張させる作用があるので、全身の血行がよくなります。

体が温まると代謝・免疫力が上がり病気の予防になります。

「生姜は刺激が強いから胃に悪いのではないか」と思う人がいるかもしれませんが、生姜には胃の調子を整える健胃作用があります。

また漢方の代表的な胃薬である「安中散《あんちゅうさん》」には生姜が原料の「生姜《しょうきょう》」と「縮《しゅく》

砂《さ》」が含まれています。

生姜には胃を温めて胃の働きをよくする作用があるのです。

☆生姜の効能

○血管拡張作用、発汗作用

○解熱・鎮痛作用……アスピリンの八割の効果がある

○かゆみを抑える

○せきどめ、吐き気どめ……抗セロトニン作用

○だ液、胃液、胆汁の分泌を促進させる……消化を助ける作用

○健胃作用

○殺菌作用

○うつ予防……生姜は気剤。気の流れをよくするので精神的な不調に効く

○血栓を防ぐ

○血圧安定作用

○免疫力を上げる
○コレステロールを下げる

☆紅茶の作用

紅茶は緑茶に熱を加えて発酵させたものですが、緑茶に比べて色が濃いので漢方でいう「陽性食品」になります。

陽性食品は体を温める作用があるので紅茶自体も体を温めるのです。

それに加えて、紅茶にはカフェインが含まれているので利尿作用を発揮します。

生姜紅茶を飲むと、すぐに体がポカポカしてくるのを感じ、一回の尿の量が増えたことを実感すると思います。

生姜紅茶を一日に一、二杯でも十分、効果はありますが、三杯以上飲むようにすれば温め効果と利尿作用をより実感できると思います。

☆生姜紅茶の作り方

熱い紅茶にすりおろし生姜（または生姜粉末）と黒砂糖（または蜂蜜）を入れ、自分が一番美味しい味にする。

紅茶で胃が重くなる人がいるので、その場合は生姜紅茶の代わりに生姜湯にするとよいでしょう。

☆入浴前の生姜紅茶

ゆっくり湯船に浸かるだけでも体温が上がり代謝がよくなって、水分や老廃物の排泄や脂肪の燃焼作用が促進されますが、お風呂に入る前に生姜紅茶を飲んで代謝を上げておくと入浴の効果がさらにアップします。

☆食事の前の生姜紅茶

生姜紅茶に黒砂糖やハチミツを少々多めに入れて食事の前に飲むと、血糖値が上がって空腹感が少なくなるので、食べ過ぎを防止することができます。

黒砂糖／ハチミツ

白砂糖はビタミンやミネラルがほとんど入っておらず、九九％が糖質でできています。

それに比べて黒砂糖やハチミツは、糖分を体の中で燃焼するのを助けるためのビタミンB_1、B_2などのビタミン類やカリウム、マグネシウム、リン、亜鉛、鉄などのミネラル、アミノ酸がたくさん含まれています。

また黒砂糖やハチミツは白砂糖に比べて、低カロリーなのでダイエット効果もあります。

☆黒砂糖の場合

とくに黒砂糖のカルシウム含有量は一〇〇g中、三〇〇mgと多いことは意外にも知られていません。これは白砂糖の一五〇倍にもなります。

また黒砂糖は砂糖なので、食べたあとは血糖値が上がりますが、黒糖オリゴという成分が含まれているので、最終的には血糖値を下げる作用があります。

血糖値が心配な人でも恐れずにとることができます。

☆ハチミツの場合

またハチミツには解熱作用、整腸作用、殺菌作用、鎮静・入眠作用などがあります。

ハチミツには「オリゴ糖」が多く含まれているため、腸内のビフィズス菌の増殖を助けるので整腸作用を発揮するのです。

便秘が改善されれば、ニキビや肌荒れがなくなり美肌効果もあります。また大腸がんになるリスクも低くなります。

またハチミツは「セロトニン」という脳伝達物質の分泌をよくするので、気分を落ち着かせる効果があります。寝る前にハチミツをとると入眠効果があるのです。

気持ちを落ち着かせる作用のあるカモミールのハーブティーに、ハチミツを入れて寝る前に飲むと安眠効果が得られます。

梅醤番茶《うめしょうばんちゃ》

お腹の冷え、胃腸の不調（食あたり、消化不良など）とくに下痢に効きます。また冷え性、生理痛、風邪にも効果があります。

梅醤番茶の材料は梅干、醤油、番茶、生姜ですが、すべてが体を温める陽性食品であるため強い体を温め作用があります。

また下痢が続く場合は下痢とともに腸液が多く排出されますので、梅干および醤油で喪失した塩分、ミネラルを補給することができます。

☆梅醤番茶の作り方

① 番茶に種子を取り除いた梅干の果肉をよくつぶして入れる。
② その中に醤油を小さじ一杯〜大さじ一杯、自分の一番美味しいと思う味

になるように入れる。
③すりおろし生姜の絞り汁を五〜一〇滴入れる。
④一日に一〜三杯適宜に飲む。
幼児や子どもには四〜五倍にお湯で薄めて与える。

第5章

大切なことはお腹が教えてくれる

①触診で調子の悪い臓器が分かる

漢方では腹のことを「お中」と言って体の中心と考え、ここにあらゆる情報があると考えます。

漢方は中国の中医学から派生したものですが、お腹を触って診察する方法は日本で独自に発展してきたものです。

漢方のもとになる中医学でも腹診はありましたが、中国人は他人にお腹を見せることを好まなかったために、中医学では脈診と舌診が主な診察方法となったのではないかといわれています。

漢方では患者さんの状態を把握する上で、腹診がとても大切な診察方法です。お腹を診察すれば、患者さんの状態がほぼ分かるといっても過言ではありません。

お腹は体の中心であり、体の状態が反映されるのでもっとも大切なのです。

患者さんの腹部の診察をするとき、はじめに手のひらでお腹を触るのですが、お腹が温かい人はまず一安心です。

お腹が冷たい患者さんはとても多いのですが、体の中心であるお腹が冷たいということは「全身が冷たい」と判断し、どこか何か不調があるのではと推測することができます。

まず、体の中心であるお腹を触ってみて冷たければ、体全体が冷たい＝冷え性であるといえます。

なぜならば、体温が高くて体が温かい人は、お腹だけが冷たくなることはないからです。

とくに女性はおへソの高さで横に線を引いたかのように、上腹部が温かくて下腹部が冷たいことがよくあります。

おへソの高さで上半身と下半身に分かれますが、女性はおへソから下の下腹部が冷たい、つまり下半身が冷えている人が多いのです。
女性は、生まれつき男性に比べて筋肉量が少ないので冷えやすく、体に水分が溜まりやすい体質（陰性体質）です。

水は重力で下半身に集まってくるので、おへソから下が冷たい、下腹がぽっこりでる、足がむくむ、上半身に比べると下半身が太い（下半身太り）で悩む女性が多いのです。

これは下半身だけが水につかっているのと同じ状態なので、下半身の血流が悪くなり、下腹部にある子宮・卵巣、膀胱の働きが低下して、生理痛、生理不順、子宮筋腫、卵巣のう腫、不妊症、更年期障害、膀胱炎などの原因になります。

漢方では「更年期障害」や「自律神経失調症」は下半身の冷えが原因と考えます。

「更年期障害」や「自律神経失調症」の症状は、下半身が冷えるのに上半身がのぼせる、急に汗がでる、顔がほてる、動悸、息苦しい、イライラ、不安、不眠などですが、どれも血液をはじめ、熱や気が上につき上がってくる症状です。

これを漢方では「昇症《しょうしょう》」と言います。

本来ならば、下半身に存在するはずの血液が下半身が冷えていることによって血管が収縮し、下半身に存在できなくなって上半身に昇ってくるために起こります。

つまり、「更年期障害」や「自律神経失調症」は下半身の血流が悪い人に起こると考えます。

お腹を触ってみて、冷たいところ＝血流が悪いところは、その下に存在する臓器の血流も悪くなっており、その働きが悪い証拠です。

☆お腹全体

お腹全体が冷たい人は、冷え性と判断します。体温が低く代謝も低い状態にあるので、太りやすい、体の中で糖分や脂肪分が燃えにくいので、糖尿病（高血糖）、高脂血症になりやすくなります。また体温が低いと免疫力も低くなります。とくに腸には全身の七〇％のリンパ球が存在しているので、お腹が冷たいとさまざまな病気にかかりやすくなります。

☆みぞおち

みぞおちを触ってみて冷たければ、「胃の血流が悪い証拠」です。胃痛、吐き気、嘔吐、げっぷ、食欲不振などの症状が現れやすいですし、慢性胃炎、胃潰瘍、十二指腸潰瘍、逆流性食道炎、胃がんなどの病気にかかりやすくなります。

☆右上腹部

右の肋骨あたりからみぞおちにかけて冷たい人は、「肝臓の血流が悪い証拠」なので、肝炎や脂肪肝にかかりやすくなります。

また胆汁の流れも悪くなり、胆石もできやすくなります。

☆腰

腰の少し上の部分が冷たい人は、「腎臓が冷えている証拠」です。

腎臓が冷えて働きが悪くなると、尿が十分に作られず、むくみやすくなったり、水太り、お腹ポッコリ、二重あごなど余分な水が体に溜まった状態になります。

また腎結石、水腎症、腎盂腎炎などの病気になることもあります。

☆下腹部

下腹部が冷たい人は、下腹部に存在する臓器が冷えているので、膀胱炎になりやすくなったり、生理痛、生理不順、子宮筋腫、卵巣のう腫、不妊症、更年期障害など婦人科系疾患にかかりやすくなります。

冷たいところ＝血流の悪いところは、病気になりやすくなります。

臓器が元気に働くために必要な酸素、水、種々の栄養素、白血球、免疫物質などを運ぶのは血液ですし、臓器で代謝された老廃物を回収するのも血液です。

血流の悪いところは必要なものが届かない、不要なものが回収されないため、そこにある臓器の働きが落ちて病気を招くのです。

またバイ菌やウイルス、がん細胞をやっつけてくれる白血球や免疫物質のめぐりが悪ければ、バイ菌やウイルス、がん細胞が増殖して病気になってしまいます。

病気の予防・治療には、体を温めて全身の血流をよくして白血球や免疫物質を体の隅々まで届けることが大切です。

ご自分でお腹を触ってみてください。

冷たいところは病気になりやすいところです。

ぜひ腹巻きをしてお腹を温めてください。腹巻きの上から使い捨てカイロを貼ると、より効果的です。

「腹巻き＋カイロ」で便秘が治った、肝炎の数値がよくなった、膀胱炎にならなくなった、生理痛・生理不順が治った、お小水の出がよくなって水太りが解消された、夜よく眠れるようになったなど、長年困っていた症状がよくなった患者さんはたくさんいらっしゃいます。

真夏にカイロは暑すぎるかもしれませんが、冷たい場所が一箇所でもある人はぜひ腹巻きを二四時間三六五日してみてください。きっと体調がよくなるはずです。

②触診で「水毒」かどうか分かる

次に、仰向けになった状態でみぞおちの少し下、胃のある部分を叩いてみて、ぽちゃぽちゃ水の音（振水音）がすれば、水の流れが滞っている「水毒」の状態にあることが分かります。

ぽちゃぽちゃ音がするのは、胃液の音ですが、胃液もほとんどが水分なので、胃液が多い＝水分が多いと判断します。

これは、一事が万事で、胃袋だけに水が溜まるわけではないので、胃袋に水分が多いということは、全身の袋、くぼみ、皮膚の下、細胞と細胞の間に水が溜まっているということを意味します。（胃液が多い＝全身に余分な水分が溜まっている）

水が溜まると、冷えるので血流が悪くなり、種々の臓器・器官の働きが低下します。

胃袋に水分が多いと、胃の働きが低下して、胃痛、胸焼け、げっぷ、吐き気、嘔吐、食欲不振などの症状が現れます。

また逆流性食道炎も胃液が多い人に起こりやすいのです。慢性胃炎や胃潰瘍も、胃が冷えているために胃粘膜の血流が低下して、胃壁の損傷を自分で治す力が低下しているのです。

☆腸

腸に水分が多いと、下痢になったり、逆に溜まった水分で冷えすぎると腸の動きが低下して便秘になります。

女性の便秘はこれが原因のことが多いので、女性の便秘に対して「水をたくさん飲め」というのは間違っているのです。

水分で腸がさらに冷やされ、動きが悪くなってしまいます。

また、便秘に対して下剤を服用すると、腸内の水分もいっしょに出されるので、ひどい下痢になったりしますが、これは水が腸を冷やして動きを悪くしていたことで説明できます。

女性の便秘は腹巻きやカイロでお腹を温めると改善されることが多いのです。

☆副鼻腔

副鼻腔に余分な水分が溜まれば、年がら年中くしゃみ・鼻水・鼻づまりなどの症状がでる慢性鼻炎や副鼻腔炎になります。

涙を溜める涙嚢《るいのう》に余分な水分が溜まれば、涙が多くなったり、涙嚢炎になりやすくなったりします。

☆内耳

内耳に余分な水分が溜まれば、めまい、耳鳴りなどメニエール病の症状を引き起こします。

メニエール病は「内耳の浮腫（むくみ＝水）」が原因だと西洋医学でも言わ

れるようになりました。

☆皮膚

皮膚の下に水が溜まれば、むくみの原因になります。

またアトピー性皮膚炎、湿疹、じんま疹、水疱などの皮膚疾患は、漢方では余分な水分を皮膚の表面に捨てる反応と考えます。

☆アレルギー性疾患

西洋医学で「アレルギー性疾患」と言われる鼻炎、花粉症、結膜炎、気管支喘息（水っぽい痰）、アトピー性皮膚炎、湿疹は漢方ではすべて「水毒」が原因と考えます。

余分な水が体に多い人がこのような症状になるのです。

☆不定愁訴

また不定愁訴と呼ばれる症状、肩こり、頭痛、めまい、耳鳴り、外を見るとまぶしい、ふわーっとした感じ、動悸、息苦しい、不安、不眠などは漢方では「水毒」が原因と考えます。

水毒＝水があり過ぎてもよくないという考え方がない西洋医学は、これらの不定愁訴に対して、症状を抑える対症療法しかできません。

しかし、漢方ではこれは水毒が原因と考えるので、体から余分な水を出す漢方薬を処方します。

【代表的な漢方薬】

代表的な利水剤（利尿剤＝排尿をよくする薬）は、「苓桂朮甘湯《りょうけいじゅつかんとう》」と「五苓《ごれい》散《さん》」です。両者に含まれる生薬はほとんど同じですが、「五苓散《ごれいさん》」は「苓桂朮甘湯《りょうけいじゅつかんとう》」に比べて、水毒が強い場合に用います。

例えば、むくみ、尿量減少、吐き気、下痢の症状がある場合は「五苓散《ごれいさん》」です。

しかし、「五苓散《ごれいさん》」はどちらかというと体力がある人に向いていますので、あまりにも体力のない人（年配の方など）には「五苓散《ごれいさん》」は強すぎる場合があるので注意が必要です。

不安、不眠などの精神的な不調がある不定愁訴には、「苓桂朮甘湯《りょうけいじゅつかんとう》」がよく効きます。

「五苓散《ごれいさん》」と「苓桂朮甘湯《りょうけいじゅつかんとう》」を組み合わせて処方することもあります。

また鼻炎（鼻水・涙）、花粉症、気管支喘息などには「小青竜湯《しょうせいりゅうとう》」が効きますし、湿疹やアトピー性皮膚炎には「越婢加朮附湯《えっぴかじゅつぶとう》」が効きます。

これらには体から余分な水分を取り除く作用があります。

【水毒改善のための生活】

①汗をかくこと

運動、入浴、サウナ、岩盤浴など、ご自分の好きなもの何でもいいので汗をかいて、体に溜まった余分な水分を捨てることが大切です。

ただし、汗をかいたからといって、その後に水分を一気にたくさん飲まないように注意してください。

ゆっくり飲むことを心がけ、利尿作用のある紅茶または生姜紅茶（冷たいものでもよい）を飲むといいでしょう。

汗をかくと塩分が喪失し、体が冷えるので塩分補給を忘れないようにしてください。

梅干を食べる、みそ汁を飲む、生姜紅茶に塩を少し入れるなど工夫をするといいでしょう。ミネラルがたくさん含まれている自然の塩がおすすめです。

②無駄な水分をとりすぎない

のどが乾いていないのに飲むのをやめましょう。

以下のことを改めると余分な水分を減らすことができます。
○朝起きた時と、夜寝る前のコップ一杯の水
○ペットボトルを持ち歩く
○仕事しながら、または勉強しながらダラダラ飲む

○お風呂やサウナに入りながら水分をとる（せっかく温めて代謝を上げているのに入りながら水分をとるのは逆効果です。代謝を上げたいのなら、運動や入浴の前に生姜紅茶を飲むと代謝が上がり、発汗しやすくなります）

③腹巻きをする

腹巻きで腎臓が温められれば、腎臓の血流がよくなり尿量が増えて水毒が改善されます。（二四時間三六五日すること）

また腹巻きをすることによって、全身が温まり代謝も上がるので水分代謝がよくなります。

④足湯をする

下半身の血流がよくなると、腎臓の血流もよくなって腎機能もよくなるので尿量が増えます。

足が冷えて夜寝付きにくい人は入浴とは別に寝る前に足湯をすると、頭寒足熱の状態になり寝付きやすく、睡眠の途中で目覚めることも少なくなります。

⑤下半身の筋肉運動をする

筋肉を鍛えると体温が上がり、体内の水分代謝がよくなりますし、腎機能もよくなり尿量が増えます。

また筋肉のポンプ作用によりむくみの予防・改善も期待できます。

⑥利尿作用のある生姜紅茶を一日三杯以上飲む

生姜と紅茶は漢方でいう陽性食品で体を温めるので、代謝が上がり、腎血流もよくなり尿量が増えます。また紅茶の利尿作用で体に溜まった余分な水分の排泄を促進させます。

一日に三杯以上飲むとより効果的ですが、その分、他の水分はやや少なめにされるといいでしょう。

紅茶にはカフェインが含まれているので、カフェインで眠れなくなる人は夕食以降の生姜紅茶を、紅茶を抜いて、お湯にすりおろした生姜と黒糖をいれて作る生姜湯にするといいでしょう。

③触診で「瘀血《おけつ》」の有無が分かる

また、おヘソの左斜め下三センチ程の部分を押して痛ければ、全身の血流が悪い「瘀血《おけつ》」の状態にあると分かります。

瘀血とは血液の流れが悪くなって血液が汚れた状態です。（「瘀」とは、滞《とどこお》るの意）

サラサラ流れる小川の水はキレイですが、その小川もせき止めてしまえばたちまちドブ川になってしまうのと同じで、瘀血＝汚血ということができます。

漢方では「万病一元、血液の汚れから生ず」と言って、すべての病気は血液が汚れているから起こるという考え方です。

全身の細胞、臓器に必要な酸素、水、栄養素を運ぶのは血液ですし、細胞から出された老廃物を回収するのも血液です。

つまり、血液の流れが悪いと必要なものが届かず、不要なものが回収されないので、細胞、臓器の働きが悪くなって、病気を引き起こすのです。

瘀血のサインはたくさんあります。
顔が赤い、手のひらが赤い、目の下のクマ、しみ・そばかす、歯槽膿漏、口臭、歯茎・舌が紫から茶色、アザができやすい、下肢静脈瘤、あらゆる出血（鼻血、歯茎からの出血、喀血、下血、不正出血など）、痔（切れ痔、イボ痔）、婦人科系疾患（生理痛、生理不順、子宮筋腫、不妊など）
瘀血の状態が続くと、心筋梗塞、脳梗塞、脳出血などの心血管系疾患、再生不良性貧血、骨髄異形成症候群などの骨髄疾患、生理痛・生理不順、子宮筋腫、卵巣のう腫などの婦人科系疾患に異常をきたしたり、がんの原因にもなると考えられます。

【代表的な漢方薬】

瘀血を改善する生薬には、「桃仁《とうにん》」、「牡丹皮《ぼたんぴ》」、「川芎《せんきゅう》」、「紅花《べにばな》」などがあります。

代表的な駆瘀血剤は、「黄連解毒湯《おうれんげどくとう》」、「桂枝茯苓丸《けいしぶくりょうがん》」、「桃核承気湯《とうかくじょうきとう》」、「当帰《とうき》芍薬散《しゃくやくさん》」などです。

「黄連解毒湯《おうれんげどくとう》」は、体力があり、のぼせ気味で赤ら顔、高血圧、鼻血や痔からの出血など出血しやすい状態、イライラ、不安、不眠など血液が上に昇っている状態に効きます。

「桂枝茯苓丸《けいしぶくりょうがん》」は比較的体力があって赤ら顔で、生理痛、生理不順など婦人科系疾患がある場合に処方します。

「桂枝茯苓丸《けいしぶくりょうがん》」を男性に処方する場合は、体力がある男性の駆瘀血剤として用いる「黄連解毒湯《おうれんげどくとう》」に比べて、比較的体力が低下している陰性体質の男性に用いることが多いです。

「桃核承気湯《とうかくじょうきとう》」は体力があって、のぼせて便秘がちで婦人科系疾患がある場合に処方します。

「当帰芍薬散《とうきしゃくやくさん》」は体力がなく色白で冷え性、頭痛・めまいなど水毒症状があり生理痛・生理不順など婦人科疾患がある場合に処方します。

【瘀血（＝汚血）改善のための生活】

①食べ過ぎないこと

食べ過ぎると食物を消化するために、胃や小腸にたくさんの血液が集まってきます。そうすると、老廃物の排泄臓器である腎臓や大腸の血流が低下し、老廃物の排泄が悪くなり老廃物を体に貯めてしまうことになります。

食べ過ぎた時に限って便秘がちになったり、あまり食べていないのにお通じがしっかりあったりと、不思議に思われたことがある方もいると思いますが、「吸収は排泄を阻害する」。逆もまた真なりで、「吸収しない（食べない）と排泄がよくなる」という人体の生理があるからです。

また食べ過ぎると、余った栄養分で血液が汚れます。

「腹八分目に医者いらず、腹一二分目に医者足らず」というように食べ過ぎは病気（万病）の原因になります。

②運動をする

運動をすると体温が上がって代謝が上がるので、老廃物の燃焼が促進されます。また全身の血行がよくなり、肺（呼気）や腎臓から老廃物の排泄がよくなります。

水に溶ける老廃物は腎臓から尿として排泄されますが、水に溶けない老廃物は肺（呼気）から排泄され血液がキレイになります。

また体温が上がると血液中の老廃物を処理する白血球の働きも増し、血液がキレイになります。

③ストレスをためない

ストレスがかかると交感神経が働き、副腎からアドレナリンが分泌されます。アドレナリンは血管を縮ませるので、全身の血行が悪くなります。

つまり、ストレスがかかると体が冷えるのです。

そうなると、老廃物を処理してくれる白血球の働きも低下しますので、血液が汚れます。

④体を冷やさないこと

体が冷えると血管が縮んで血行が悪くなり、代謝が悪くなって老廃物の燃焼排泄が十分になされないので血液が汚れます。

また体温が下がると白血球の老廃物の処理する力が低下し、血液が汚れてしまいます。

体を温めるために、腹巻きをする、お風呂やサウナに入る、陽性食品を中心に食べる、塩・生姜をしっかりとるようにしましょう。

⑤水分をとりすぎない

水分のとり過ぎは、「冷え」の原因になるので、喉が乾いていないのに水分をとることをやめる、飲むならば体を温めて利尿作用のある生姜紅茶にするようにしましょう。

とくに生理痛、生理不順など子宮・卵巣の不調がある人は、以上のことに加えて

○腹巻きをして下腹部にカイロを貼る
○人参、セロリ、パセリなどセリ科の植物をしっかりとる
○ゴボウを毎日しっかり食べる

ゴボウに含まれるアルギニンが子宮・卵巣の働きをよくしてくれます。

セリ科の植物は子宮卵巣の血流をよくする働きがあります。

またお風呂につかる習慣に加えて、暇な時にテレビを見ながらでも「足浴」をすると下半身が温められ、子宮・卵巣の血流もよくなります。

④触診で「気」の異常が分かる

おヘソと胃の間で大動脈の拍動（臍上動悸）を触れれば、「気」の異常があると分かります。

腹部大動脈の拍動なので心臓自体に異常がある場合も臍上動悸を触れますが、不安なことがあって神経が過敏になっていたり、睡眠不足が続いたり「気」の流れが悪くなると臍上動悸を触れることができます。

このようなことがなくて臍上動悸が触れる人は、気が優しいお人好しな人、大きい音にびっくりしやすい人、取り越し苦労の多い人が大部分です。

神経が過敏な状態が続くと体のカルシウムを消費するので、臍上動悸が見られれば、漢方のカルシウム剤ともいわれる化石化した大型動物の骨「竜骨《りゅうこつ》」と牡蠣《かき》の貝殻「牡蛎《ぼれい》」が入った漢方薬を処方します。

【代表的な漢方薬】

代表的な漢方薬は、「桂枝加竜骨牡蛎湯《けいしかりゅうこつぼれいとう》」、「柴胡加竜骨牡蛎湯《さいこかりゅうこつぼれいとう》」です。

「桂枝加竜骨牡蛎湯《けいしかりゅうこつぼれいとう》」は体力中等度またはそれ以下で、足が冷えるのに上半身がのぼせる（冷えのぼせ）状態、寝汗、不安・不眠など精神症状がある人に処方します。

「柴胡加竜骨牡蛎湯《さいこかりゅうこつぼれいとう》」は比較的体力があり、高血圧の傾向にある人、イライラ、不安、不眠などの精神症状がある人に処方します。

イライラ、不安、不眠などの精神的な症状があって、臍上動悸を触れられれば「竜骨牡蛎《りゅうこつぼれい》」の適応と考えます。

【臍上動悸の生活改善】

臍上動悸は神経が過敏になっている場合に認められます。つまり交感神経が優位になっている状態です。交感神経と副交感神経はお互いの作用を打ち消すようにバランスをとっています。

交感神経が優位になっている場合は、リラックスの神経である副交感神経を働かせてバランスをとる必要があります。

○ぬるめのお湯にゆっくりつかる
○音楽を聴いたり、カラオケをしたり自分の趣味の時間をつくる
○アロマなどで好きな香りをたく
○ヨガやストレッチなど軽い運動をする
○食べること＝胃腸を動かすことも副交感神経が優位になります。
（ストレスが溜まると、バカ食いしたくなるのは副交感神経を働かせるための反応）

ただし、食べ過ぎると瘀血の原因になるなど、あまりいいことはないので注意が必要です。

「気」の流れが悪くなると、さまざまな症状を引き起こします。漢方では「気」は「血」と「水」の流れも調節していると考えます。

「病は気から！」というのは理にかなっているのです。

ストレスや考えごと、不安なことがあったりすると食欲がなくなったり、夜眠れなくなったりします。

「血」や「水」は「気」によって調節されていますが、逆に「血」や「水」の流れをよくすることによって「気」の流れもよくすることができます。

そのためには、軽い運動やお風呂やサウナで汗をかくことなども効果的です。

また漢方では「気」の流れをよくするものを「気剤」と言いますが、「生姜」「シソ」「桂枝《けいし》（シナモン）」が気剤になるので、普段から生姜、シソの葉、シナモンをよくとると効果的です。

⑤触診で「胸脇苦満《きょうきょうくまん》」の有無が分かる

肺や気管支、肝臓、膵臓などに慢性の炎症や病気がある場合は、右上腹部を押すと圧迫感や違和感を感じます。これを「胸の脇が苦しさに満ちる」と書いて「胸脇苦満《きょうきょうくまん》」と言います。

胸脇苦満がみられる人は「最近、ベルトを締めるのが嫌になった」と言う人が多くいます。

この胸脇苦満が見られる場合は、炎症を抑える効果のある「柴胡《さいこ》剤」の適応と判断します。

【代表的な漢方薬】

胸脇苦満があって、肺や気管支、肝臓、膵臓などに慢性の炎症や病気がある場合で、体力があって便秘がち、高血圧の人は「大柴胡湯《だいさいことう》」。

体力中等度の人には「小柴胡湯《しょうさいことう》」。

(昔、「小柴胡湯が肝炎に効く」と言われ、一般の病院で医師が肝炎の患者さんに「小柴胡湯」をどんどん処方した時期がありました。

しかしその後、「小柴胡湯《しょうさいことう》」の副作用である間質性肺炎になって亡くなった方がたくさんいらっしゃったことが大問題となりました。

これは西洋医学の医師たちが患者さんの「証」を診ずに「この病気にはこれ!」といったように病名処方(西洋医学的処方)を行ったためです。

慢性肝炎の多くの患者さんは「小柴胡湯《しょうさいことう》」の証である「体力中等度」より、どちらかというと「体力がない」患者さんの方が多かった。つまり、「小柴胡湯《しょうさいことう》」が慢性肝炎の患者さんには強すぎたために副作用が大きく現れたのです)。

体力中等度~それ以下で、汗が多い人は「柴胡桂枝湯《さいこけいしとう》」。

体力がなく冷え性で貧血気味の人には、「柴胡桂枝乾姜湯《さいこけいしかんきょうとう》」を処方します。

【胸脇苦満改善のための生活】

①食べる量を少なくする

慢性的な病気がある場合、食欲が低下したり、口の中が苦くなったり、食べ物を食べても味を感じないなどといった症状が現れます。これは異常なことではなく「本能」なのです。

飼っている犬や猫を見てもそうですが、体の具合が悪い時はエサを与えても食べようとはしません。それは食欲を低下させた方が病気が治るということを私たちは「本能」で知っているからなのです。

もし食べた方が病気が治るならば、病気をした時にこそ食欲が旺盛になるはずです。

免疫力とは白血球の働きのことですが、私たちが空腹の時は血液中の栄養素も低下していて白血球も空腹になり老廃物やバイ菌などを食べる白血球の貪食力が増します。
つまり、私たちがお腹を空かせた時は免疫力が高くなり、病気が治る時なのです。

②体を温める

ご自分の体調に合わせて、やってみて気分がいいならば続けていいと判断してください。

○腹巻きをする、腹巻の上から患部にカイロを貼る
○お風呂にゆっくりつかる、サウナに入る
○軽い運動をする
○患部に生姜湿布をする（生姜湿布のやり方は一五二ページ参照）

包丁で指を切っても治るように、誰にでも自分で病気を治そうとする力があります。その力を自然治癒力といいます。

その鍵となるのが「血流」です。

病気になった臓器、器官を治すためにはたくさんの栄養素、酸素、水、白血球などが必要になりますが、それを運んでくれるのは血液です。

顔など血流のいいところは治りが早いというのはそのためです。

病気を自分で治すためには、体を温めて血液の流れをよくすることが大切です。


生姜湿布をすることによって、生姜の辛味成分であるジンゲロールが皮膚から吸収され、血管を拡張し血流をよくする作用があります。

また生姜には抗炎症・解熱鎮痛効果がありますので、慢性の炎症や病気がある場合に効果的な治療法です。

モルヒネでも効かない末期がんの疼痛に生姜湿布が効く例が多くあるほどです。

また生姜湿布は温め作用と保温効果が高いので、冷え性をはじめさまざまな症状に効きます。

⑥触診で下半身の「腎虚《じんきょ》」が分かる

半身の衰えがあるかどうかもお腹の診察で分かります。

下半身が衰えた状態を「腎虚」と言いますが、腎虚のサインは主に三つあります。

まず一つ目は、仰向けになり拳《こぶし》で上腹部と下腹部を力強く押してみて、上腹部の力より、下腹部の力が弱い場合です。これを「臍下不仁《さいかふじん》」といいます。

腎虚がある人の下腹部を力強く押すと拳がググっとお腹の中に入っていきます。

二つ目は下腹部にある左右の腹直筋を押すと痛みが生じます。これは下腹部に力がなく、下腹部にある臓器がダラっとしてしまうのを何とか上に引き上げようと腹直筋が緊張するために起こります。

腎虚の状態がひどい人は、ちょっと押しただけでも飛び上がるほど痛みを感じます。

三つ目は、ふくらはぎを手でぎゅっとつまむと痛みが生じます。

これはふくらはぎの筋肉が衰えた状態、つまり下半身全体が衰えていると判断することができます。


この三つが揃うと、漢方では「腎虚」の状態にあると判断します。

腎臓が虚しいと書いて「腎虚」と言いますが、漢方医学の腎とは西洋医学の腎臓だけではなく、副腎や膀胱、尿道、子宮、卵巣、前立腺など下腹部に存在する臓器すべてのことを言います。

つまり、「生命力」そのもののことを漢方では腎と言うのです。

四〇歳を過ぎると、誰でも足腰が冷える、痛い、しびれる、つる、お小水に力がない、頻尿（夜間頻尿も）、乏尿など尿の異常、更年期障害、インポテンスといった症状が現れます。

これらの症状は誰にでも起こりますが、つまり腎虚とは生命力が衰えていく、老化のサインなのです。

もっと簡単に言うと、腎虚の原因は「下半身の筋力不足」と「血行不良」です。若いときは下半身の筋肉が発達していて血流もよかったので、下腹部に存在する臓器の血流もよかったのですが、下半身の筋肉が減って血流が減ると、下半身に存在する臓器の血流も低下するので、働きが悪くなってこのような症状が起こるのです。

そして、下半身が衰えるにしたがって白内障、老眼、難聴、耳鳴りなど目と耳の力が落ちていきます。目と耳の力は下半身の力に比例するのです。

腎虚は老化のサインなので、年配の方に多いものでしたが、今は二〇代、三〇代でも足腰が痛い、夜間頻尿、更年期障害、インポテンスなどの症状で困っている腎虚の人が増えています。

これは現代人の慢性的な運動不足、下半身の冷えが大きな原因と考えられます。

【代表的な漢方薬】

腎虚の代表的な漢方薬は、「六味丸《ろくみがん》」、「八味地黄丸《はちみじおうがん》」、「牛車腎気丸《ごしゃじんきがん》」です。「八味地黄丸《はちみじおうがん》」は「六味丸」に桂枝《けいし》（シナモン）と附子《ぶし》（トリカブトの根）を加えたもので、どちらも体を温める作用がある生薬なので若い人よりも冷え性の多い年配の人に処方します。

しかし、最近は若い人も冷え性の人が多いので年配の方に処方する「八味地《はちみじ》黄丸《おうがん》」を処方することの方が多いです。「牛車腎気丸《ごしゃじんきがん》」は「八味地黄丸《はちみじおうがん》」に牛膝《ごしつ》と車前子《しゃぜんし》という生薬を加えたものですが、より足腰の痛み、しびれが強い場合に用います。

【腎虚改善のための生活】

①根菜類をしっかり食べる

漢方には「相似《そうじ》の理論」があります。人間を植物にたとえると、おへソから下（下半身）は植物の「根」にあたります。

つまり、腎虚とは根が弱った状態なので、根菜類をしっかり食べましょうという考え方です。

できれば毎食、山芋、ごぼう、ネギ、玉ねぎ、人参などの根菜類を食べることをお勧めします。とくに地中に向かってまっすぐ伸びていく山芋やごぼうは「根（下半身）」に効く作用が強いのです。

②下半身の筋肉運動

ウオーキング、ジョギング、水泳などの有酸素運動は毎日。スクワット、もも あげ、つま先立ち運動などの筋肉運動は週に三回程度できるとよいでしょう。

ただし、「適度な運動」では筋肉は発達しません。

適度な筋肉運動というのは、現在ある筋肉の維持にしかならないので、筋肉を発達させるためには、筋肉運動をちょっと辛いくらいに行って、次の日は休むというようにメリハリをつけることが大切です。

「ちょっと辛い」くらいというのは、少しずつ回数を増やしていくやり方、または、ダンベルを両手に持って徐々に重さを増やして行うやり方があります。ダンベルなど重さで負荷をかけるなら回数は少なくてすみます。

③足浴をする

体の芯から温まるために全身浴や半身浴はもちろんですが、それに加えて特に下半身の血流をよくするためには、足浴がおすすめです。

洗面器にちょっと熱めのお湯と一つまみの自然塩を入れて両足を一五分から二〇分つけます。

足浴をすると下半身の血流がよくなって、だんだん全身も温まっていきます。

腎虚の症状で悩まれている方は、できれば朝夕の二回、足浴をすると症状の改善に効果的です。

④腹巻きをする

腹巻きをすると全身が温かくなって、下半身の血流もよくなります。

また腹巻きが直接腎臓を温めますので、腎臓の血流がよくなって尿の排泄が増します。

子宮・卵巣、前立腺など生殖器の血流もよくなりますので、更年期障害や勃起不全の改善にも効果的です。

第6章

知っておきたい臓器の基礎知識

臓器の血流をよくすることが健康を維持すること

お腹の中には、胃腸・肝臓・膵臓・脾臓・腎臓・膀胱・子宮・卵巣・前立腺などたくさんの臓器が入っているので、お腹は血液がとても多い場所です。

血液は約四五秒で体を一周しますので、腹巻きをすることによってお腹が温められれば、温かい血液が全身を回り徐々に全身が温まるのです。

それぞれの臓器は血液が運んでくれた酸素、水、種々の栄養素によって働いています。臓器の血流をよくすることが、各臓器の健康を維持するのにもっとも大切なことです。

各臓器の働きをそれぞれまとめました。ご自分の健康のため、頭に入れておいていただきたいと思います。

☆胃

胃壁の筋肉は縦走筋、輪状筋、斜走筋の三層から成り立っています。これらの筋肉が大きく収縮・弛緩を繰り返すことによって、胃全体が縦方向、横方向、斜め方向へと複雑に運動して、食物をこなしたり、胃液を混ぜて消化を行います。

胃液は塩酸、ペプシン、リパーゼ（脂肪消化酵素）、粘液からなっています。塩酸はPH一・五〜二の強酸性で食物中の細菌を殺したり、ペプシンの働きを助ける作用があります。ペプシンはタンパク質の消化を促す酵素です。

これまで強酸性の胃液の中では、絶対に細菌は棲めないとされていました。しかし、最近、胃潰瘍や胃がんの原因になるピロリ菌が注目されています。

なぜ殺菌性の強い環境の中でピロリ菌が生きていけるのかというと、ピロリ菌はウレアーゼという酵素を出して、胃液にある尿素をアルカリ性のアンモニアに分解するため、胃液の強酸性がアルカリ性で中和され、ピロリ菌の周りは中性の環境となるので、強酸性の胃の中で生きていけるのです。

☆十二指腸

胃からの食物をさらに消化しながら小腸へ送ります。

十二指腸は指を一二本並べたほどの長さ（二×一二＝二四センチ）の器官で丸く膨らんだ球部とそれにつづく管部から成り、胃と小腸をつなぐ消化管です。

真ん中辺りに乳首のように膨らんだ乳頭があり、そこから胆汁や膵液が十二指腸に流れてきます。

胃で、ある程度消化された食物が十二指腸に入ってくると、それを合図に十二指腸腺からパンクレオザイミン、セクレチンというホルモンが分泌されます。

パンクレオザイミンは胆嚢から胆汁を、膵臓から膵液を十二指腸乳頭に分泌される働きがあります。

セクレチンは膵臓に作用してアルカリ成分を分泌させ、強酸性の胃液が混ざった消化液を弱アルカリ性にして、アルカリ性の状態でしか十分に働かない胆汁や膵液の活性を高めます。

セクレチンの分泌の開始と同時に十二指腸は蠕動運動を開始し、胆汁や膵液による化学的消化も始まります。

☆小腸

小腸は十二指腸、空腸、回腸の三つの部分からなり、全長が六～七メートルもあります。しかし、普通小腸というと十二指腸を除いた空腸と回腸を指し、上五分の二が空腸、下五分の三が回腸です。

小腸の壁は輪状筋と縦に走る縦走筋からなり、両者が協調して作用して一分間に一五～二〇回収縮する蠕動運動を行っています。

蠕動運動は消化物をこなす収縮運動と先へ送る波動運動からなります。

小腸での消化は、蠕動運動による機械的消化と消化酵素による化学的消化によって、約四～六時間かけて消化を終わらせます。

小腸内の化学的消化は膵液、腸液、胆汁によって行われます。膵液はタンパク質の分解酵素であるトリプシン、炭水化物分解酵素であるアミロプシン、脂肪分解酵素であるステアプシンなどを含んでいます。

腸に食物が入った直接の刺激で分泌される腸液は小腸粘膜にある腸腺から分泌され、タンパク質分解酵素のエレプシンや炭水化物分解酵素、脂肪分解酵素を含むほか、膵液のトリプシンの活動を開始されるエンテロキナーゼを含みます。胆汁については後述しますが、胆汁酸を含み、脂肪を乳状に変えてステアプシンなどの脂肪分解酵素による消化がしやすくなります。

胃のペプシンによりペプトンに分解されたタンパク質はトリプシンとエレプシンの働きでアミノ酸に分解されます。

脂肪は胆汁とステアプシンの働きで脂肪酸とグリセリンに分解されます。

炭水化物は唾液のプチアリンと膵液中のアミロプシンの働きで炭水化物（多糖類）を麦芽糖にまで分解され、麦芽糖は膵液、腸液の作用でブドウ糖に分解されます。

このように食物中のタンパク質、脂肪、炭水化物などの栄養素はアミノ酸、脂肪酸、グリセリン、ブドウ糖にまで分解されて小腸壁にある絨毛から血液中に吸収されていきます。

☆大腸

食物の残りカスから水分を吸収し、便として排泄します。

小腸で栄養素の九〇％を吸収されてしまったあとの消化物の残りカスが、回盲部から蠕動運動によって上行結腸、横行結腸、下行結腸、S状結腸、直腸へと進み、やがて排泄されます。

この消化の残りカスは小腸から送られてきたときは水分をたっぷり含むうす

粥状ですが、大腸に滞留している間にわずかに残った栄養物と大部分の水分が吸収されます。

その後、残った最後のカスである食物繊維や骨組織などは、大腸に棲みついている一〇〇種類、一〇〇兆個もある細菌類によって分解され、炭酸ガス、メタン、水素のほか、インドール、スカトール、アンモニアなど臭気の強い物質をつくり、これが臭いオナラとして出てくることになります。

食べ物が大腸までに到達するのに五〜六時間、下行結腸までには八〜一〇時間かかります。

☆直腸

便を肛門へ導く排泄器官です。

直腸はS状結腸と肛門の間にある長さ二〇センチほどの器官です。

結腸で作られた便が直腸に入ってくると、自律神経が働いて便意を催します。

このとき下腹部に力を入れると、腹圧で直腸が刺激され直腸の壁を形作っている輪状筋と縦走筋が収縮・伸長して肛門括約筋を押し広げ排便が始まります。

このように腹圧は排便に重要な役割を果たしているのです。

便秘の大きな原因は腹圧の低下、つまり腹筋の弱さなのです。

☆腸は最大の免疫器官

また腸壁にはパイエル板というリンパ球が組織化され集まった場所があり、体の中にあるリンパ球（白血球の一種）の約七〇％が腸の中に存在しているので、「腸は最大の免疫器官」と言われています。

免疫力とは「白血球（リンパ球を含む）の働き」のことなので、リンパ球が多く存在するお腹を冷やすとリンパ球の働きが低下して免疫力が落ち、逆にお腹を温めるとリンパ球が活性化して免疫力が上がります。

つまり、お腹を温めることは病気の予防につながるのです。

☆膵臓

消化液やホルモンの分泌と血糖の調整を行います。

胃の後方にある長さ一五センチ、厚さ二センチの細長いブヨブヨした臓器で膵頭部が体の中央付近にあり、そこから左方へ膵尾部が伸びています。

膵臓の特徴は、膵液を分泌する外分泌腺としての機能と、ホルモンを産生して血液中に放出する内分泌腺の両機能を備えています。

外分泌腺の機能（膵液という消化酵素の産生、分泌）については小腸のところで述べましたので、省略します。

膵臓の中のランゲルハンス島という部分はβ細胞とα細胞からできており、β細胞からは血糖値を下げるインスリンというホルモンを、α細胞からは血糖値を上げるグルカゴンというホルモンを分泌し、両者の働きで血液中の糖分（血糖）を調節しています。

たとえば、食事をして血糖値が急に上がるとインスリンが分泌されます。

インスリンは次のような働きをします。
①血液中のブドウ糖を六〇兆個の細胞に送り込むポンプのような働きをする

②余分なブドウ糖を脂肪に変えて体内の脂肪組織に貯える
③余分なブドウ糖をグリコーゲンに変えて肝臓に貯える

また運動をするなどして血糖値が下がってくるとグルカゴンが分泌されます。グルカゴンには次のような働きがあります。

①肝臓内のグリコーゲンをブドウ糖に変える
②脂肪組織内の脂肪をブドウ糖に変える

このように互いに拮抗するホルモンの働きにより、血糖値が一定に保たれる仕組みになっているのです。

☆肝臓

肝臓は右上腹部に存在する、体重の約六〇分の一（一〇〇〇g～一二〇〇g）もあり、血液の浄化や栄養管理を行う最大の内臓です。

肝臓には肝動脈と門脈という二つの血管から血液が流れ込んでいます。肝動脈が種々の栄養素と酸素を肝細胞に運び込み、それによって肝臓は以下に示す独特の働きを遂行しています。

門脈は胃腸から吸収した栄養素を取り込んで肝臓に送り込む役割をしています。

①小腸から吸収した糖分や脂肪酸をグリコーゲンに変えて肝臓に貯蔵する

②空腹や運動時にエネルギー源が不足してくると、グリコーゲンをブドウ糖に戻したり、体脂肪を肝臓に運び込んで、エネルギー源に変える

③タンパク質を合成する。余ったタンパク質はグリコーゲンとして貯える

④体細胞を構成しているタンパク質が古くなると、代謝によって猛毒のアンモニアを生じるが、これを無毒化して尿素という物質に変える。尿素は血液に溶けて腎臓へ行き、尿として排泄される

⑤血液中の種々の毒素や門脈から入ってきた細菌などの分解、無毒化をする

⑥古くなった赤血球の血色素（ヘモグロビン）を分解してビリルビンに変え胆汁の成分にする

⑦胆汁の産生を行う

⑧熱を産生する（肝臓は筋肉に次ぐ熱産生器官でもある）

☆胆のう

消化促進の胆汁を産生・貯留するところです。

肝細胞で作られた胆汁は胆管に集められ十二指腸に注がれますが、途中にある袋状の胆のうで約八割に濃縮されて貯えられます。

胃から十二指腸に消化物が運ばれてくると、胆のうの壁を形作っている筋肉が収縮して胆汁が十二指腸のほうへ搾り出されます。

胆汁は弱アルカリ性の黄色の液で組成は水が九七％、残りが胆汁酸、ビリルビン、コレステロールなどです。

胆汁酸が脂肪を乳化して消化・吸収しやすくすることにより、脂肪は膵液や腸液で完全に消化されます。

また胆汁酸は油溶性ビタミンA、D、E、Kの吸収を助ける働きもあります。

ビリルビンは大腸内の細菌によって褐色のウロビリンに変わり、大便として排泄されます。

☆**脾臓**

臍の左上に位置する、扁平で楕円形の約一〇〇gの臓器で、産生・貯留から破壊まで血球を管理しています。

脾臓の働きは次の通りです。

①赤血球の貯蔵。大出血など血液が必要なときのために赤血球を貯える

②古くなった赤血球、白血球、血小板などの血球を破壊する

③白血球の一種であるリンパ球を産生する

☆**腎臓**

尿の産生だけでなく、生命維持に欠かせない多くの働きをします。

腎臓は腹の裏側、横隔膜の下（第一一胸椎から第二腰椎の高さ）に、左右一対で存在する、およそ縦一〇センチ厚さ三センチ、重さ一〇〇～一三〇gのソ

ラマメ型の臓器です。

腎臓は一般に血液中の老廃物を漉《こ》して、尿を作る臓器とされていますが、働きはそれだけではありません。
①尿の生成。老廃物、有害物質を尿として排泄する
②水、電解質（ナトリウム、カリウム、カルシウムなどのミネラル）の代謝調節
③酸・塩基平衡の調節。血液が酸性に傾いたとき調節してアルカリ性に戻す働きをする
④血圧の調節。ホルモンのレニン、プロスタグランジンを分泌して血圧を調節する
⑤赤血球の産生調節。エリスロポエチンを産生・分泌して骨髄での赤血球を作る働きを促進する
⑥体内の種々のホルモンの不活化。使用後のホルモンを処理する
⑦ビタミンＤの活性化。血液中のカルシウムを増やす

⑧糖の新生などの代謝機能にも関与

☆副腎

副腎は左右の腎臓上部にある、わずか五~七gの小臓器ですが、生命維持にとって必須の、種々のホルモンを産生・分泌しています。

副腎を左右両方とも摘出された動物は平均五日で死亡するとされているほど、副腎の生命・健康に与える影響は大きいのです。

副腎は外側の部分は「皮質」、内側の部分「髄質」と呼ばれ、それぞれ別の働きがあります。

●副腎皮質の働き

副腎皮質では生命維持のために不可欠な以下のホルモンを分泌しています。

①糖質ホルモン（コルチゾール）……ストレスに克つ

外傷、心身への負担（ストレス）がかかると、その情報が大脳から間脳の視床下部へ伝わり、さらに隣接する脳下垂体にまで伝達されると、ＡＣＴＨ（副腎皮質刺激ホルモン）が分泌される。ＡＣＴＨに副腎皮質が反応すると、糖質ホルモン（コルチゾール）が分泌される。その結果、血糖が上昇してエネルギーを産生し、心身にかかる負担に対処しようとする。

②電解質ホルモン（アルドステロン）……体内の塩分量の調節
大量の発汗や極端な塩分制限、下痢などによって体内や血液内の塩分が不足してくると、吐き気や痙攣、脱力感、血圧低下などの症状が出てくる。このような塩分不足の状態の陥ると、電解質ホルモン（アルドステロン）が副腎皮質から分泌されて腎臓に作用し、それ以上の塩分の排泄を制限し、体内や血液内の塩分の喪失を防ごうとする。またアルドステロンは循環血液量や血圧の調節もしている。

③副腎性腺ホルモン（アンドロゲン）……子孫を残す
睾丸や卵巣を発達させる働きがあり、生命をつないでいく上では絶対に欠

かせないホルモンである

●副腎髄質の働き

突然生命の危機に直面したり、敵に襲われたりなどといった非常事態に陥ると、副腎髄質からアドレナリンやノルアドレナリンなどのホルモンが分泌されます。これによって血圧を上げ、心拍数を増やして突発的な力を出すことができます。

よく言われる「火事場の馬鹿力」とはこのホルモンの分泌により発揮されるのでしょう。

このように副腎皮質、副腎髄質ともに、心身に負荷が加わったときに生じるストレスをはねのけ、何とかもとの状態に戻ろうとするうえで非常に重要な働きをしています。

副腎のうち副腎髄質のみが破壊されても生命には直接影響はないので、副腎皮質の方がより重要な働きをしていると言えます。

☆子宮

膣、子宮口を通して入ってきた精子を、受精が行われる場所である卵管へ導き、受精した卵子を子宮壁に着床させて、栄養を補給し、胎児を育てる器官です。

また受精しなかった卵子を月経血とともに体外へ排泄する役目もあります。

☆卵巣

卵巣は子宮の両側、骨盤腔の外側壁に接している母指頭大ほどの大きさの器官で卵子を産生するとともに、女性ホルモンを分泌しています。

思春期になると、脳の視床下部から性腺刺激ホルモン（黄体ホルモン、卵胞刺激ホルモン）を分泌するようにと命令が脳下垂体へ伝達されます。

その結果、黄体ホルモンが分泌されると、卵胞（卵巣の中の卵子を育てる細胞）は、卵子を成熟させるので、妊娠する能力ができてきます。

卵胞刺激ホルモンは卵巣からのエストロゲン（別名、女性ホルモン）の産生分泌を促し、皮下、乳房、外陰部に脂肪を沈着させて女性らしい体形を作ったり、子宮や膣の生育を促したりします。

＊　　＊

☆お腹は精神と密接に関わる

日本語には「腹が立つ」「腹黒い」「腹をくくる」「腹がすわっている」「太っ腹」「腹に一物」など、まるで腹に心が存在するかのような表現が多くあります。昔の武士の切腹も腹＝精神を切り裂くことにより、己の間違いを詫びるための行為だったと言われています。

最近では「腹に心が存在する」ということが医学的にも証明されつつあります。

脳の視床下部に存在するソマトスタチン（ホルモン）が消化管上皮や膵臓のD細胞でも発見されたことが端緒になり、逆に消化管ホルモンであるコレシストキニン、ガストリン、インスリン、グルカゴンなどが脳のニューロンに存在することがわかったのです。

それでこれらは総称して「脳腸ペプチド」と呼ばれるようになりました。

過度のストレスで胃腸がとたんに不調になる過敏性腸症候群の症状が出現したり、食べ過ぎた時に気分が優れなかったりするのもセロトニンをはじめ脳腸ペプチドが関係しているからだと推測できます。

☆自然の腹巻は腹筋

お腹の中には胃、小腸、大腸、肝臓、胆のう、膵臓、脾臓、腎臓、副腎、子宮、卵巣など重要な臓器がたくさん詰まっているのに、お腹の前面には骨がありません。そのため縦に走る腹直筋、横に走る腹横筋、斜めに走る腹斜筋の三層の筋肉によって固定され保護されています。

つまり、人間がもつ自然の腹巻が「腹筋」ということになります。

日本では昔から「臍下丹田《せいかたんでん》（臍より下の下腹部）」に力がある人は気力が溢れていて、また臍下丹田に力をいれると健康になるとされています。

男性は浴衣をはじめ、和服を着るときに臍より下にぎゅっと巻くと身も心も引き締まり、力がみなぎってくる感じがするそうですが、これは臍下丹田に力が入るからでしょう。

腹巻をして走るとスピードが速くなるという実験があります。

これも腹巻で腹筋の働きを補助してあげると、体全体の力が強くなるということを表しています。

腹筋についてカナダのヨーク大学の研究者たちが行った興味深い研究があるので紹介します。

二〇歳から六九歳までの約八〇〇〇人を対象に、次にあげた運動がどれだけできるかを調べ、筋力や体の機能の変化について一三年間にわたり定期的に追跡調査した研究です。

調べた運動は次のもの

①腹筋運動
②腕立て伏せ
③握力
④腰やふくらはぎの筋肉
⑤最大酸素摂取量
⑥体脂肪率　など

調査期間の一三年間で二三八人死亡したが死亡率が高かったのは、腹筋運動で成績が下位だった男女と握力が弱い男性だったのです。

つまり、筋力、それも腹筋や握力が弱い人ほど、生命を維持する力が弱いということが分かります。

あとがき

この本を通して、みなさまに体を温めることの重要性を分かっていただき、腹巻きをしてみようと思っていただけたら、とても嬉しく思います。

たった一枚巻いておくだけ！　簡単にできる体を温める方法が腹巻きです。

体の中心であるお腹が冷たければ全身が冷たい、冷えている状態です。この状態は病気になりやすい状態、どこかに病気が潜んでいる状態であると言っても過言ではありません。

現在、全国で予備軍を含めて糖尿病の患者さんは二二〇〇万人、高脂血症の患者さんは三二〇〇万人、高血圧の患者さんは七〇〇〇万人にのぼり、増え続けています。

さらに今は二人に一人ががんになって、三人に一人ががんで亡くなる時代です。

毎年約一一〇万人の方が亡くなりますが、死因の第一位は「がん死」で三五万人です。第二位が心筋梗塞などの心疾患、第三位が脳梗塞などの脳卒中で、第一位から第三位までで、死亡者数の六割五分を占めますが、注目していただきたいのは、これらが生活習慣病であるということです。

ほとんどの方が難しい病気で亡くなるのではなく、生活習慣病で亡くなっているのです。

これは、生活習慣を改めれば病気にかかること、病気で亡くなることを減らすことができるということです。

これら生活習慣病が増えた原因には「食べ過ぎ」や「欧米食のとり過ぎ」などがありますが、もう一つ大きな原因は「冷え」です。

日本人の体温は五〇年前に比べて、約一℃低下しています。

今は体を温める生姜や漢方薬がブームですが、これは低体温の人、冷え性の人が増えてきているからだと言えます。

体温が一℃低下すると、代謝は約一二％低下するので、糖や脂肪が十分に燃焼されないので、糖尿病や高脂血症、肥満の原因になりますし、免疫力は約三〇％低下しますので、がんをはじめ種々の病気にかかりやすくなります。

子どもにも肥満や糖尿病などの生活習慣病をはじめ、アトピー性皮膚炎、気管支喘息、食物アレルギーなどのアレルギー性疾患が増えていますが、これも平熱が三五℃台の子どもが増えていることと大きく関係しています。

病気になる人、病気で亡くなる人を少しでも減らすために今、必要なことは体温を上げること（体を温めること）だと思います。

体温を上げるためには筋肉運動をする、湯船につかって体の芯から温まる、漢方でいう陽性食品を中心に食べる、水分のとり過ぎに注意するなど、さまざまな方法がありますが、まずは「腹巻き」から体温め生活を始めていただきたいと思います。

腹巻きで、血流の多いお腹を温めていれば徐々に全身が温まります。体温が上がれば、代謝も免疫力も上がるので病気の予防・改善につながります。

腸は最大の免疫器官といわれ、全身の免疫細胞の七割が腸に存在しています。お腹を冷やすと免疫細胞の働きも低下して、様々な病気の原因につながります。免疫力を上げて病気の予防のためにも腹巻きをすることをぜひ習慣にしてください。

子どもから大人まで多くの方に腹巻きをする習慣がついて、健康な方がどんどん増えて、病気になる方が減れば、色々な意味で明るい日本の将来に繋がると思います。

腹巻きをして体を温めることの重要性を多くの方にお伝えできればと、ご自身の体験を元に「腹巻き体験談」を書いてくださいました皆さまにも心より感謝し、御礼を申し上げます。

石原新菜

〈新装版〉
カラダの不調が消える
奇跡の「腹巻き健康法」

著　者　石　原　新　菜
発行者　真　船　美　保　子
発行所　ＫＫ　ロ　ン　グ　セ　ラ　ー　ズ
〒169-0075　東京都新宿区高田馬場2-1-2
電　話　　03-3204-5161(代)
http://www.kklong.co.jp
印刷・製本　中央精版印刷(株)

ISBN978-4-8454-5149-4
Printed in Japan 2021